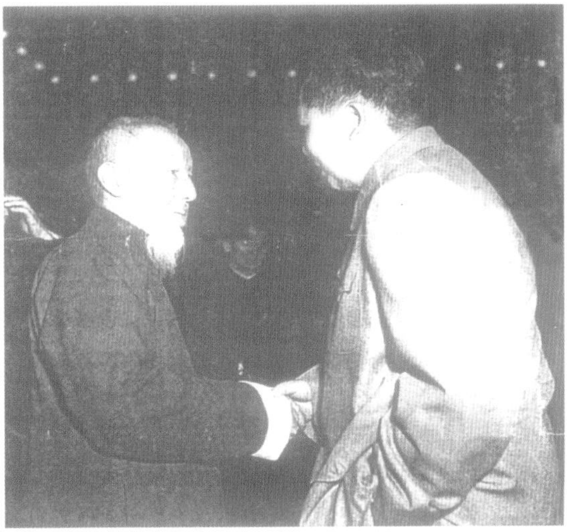

孔伯华先生与毛泽东主席

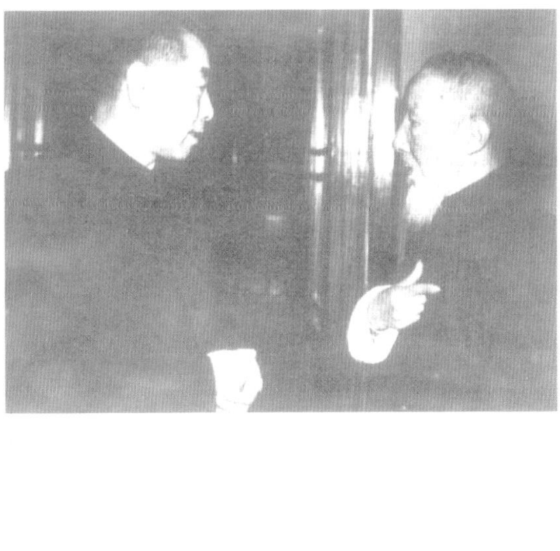

孔伯华先生与周恩来总理

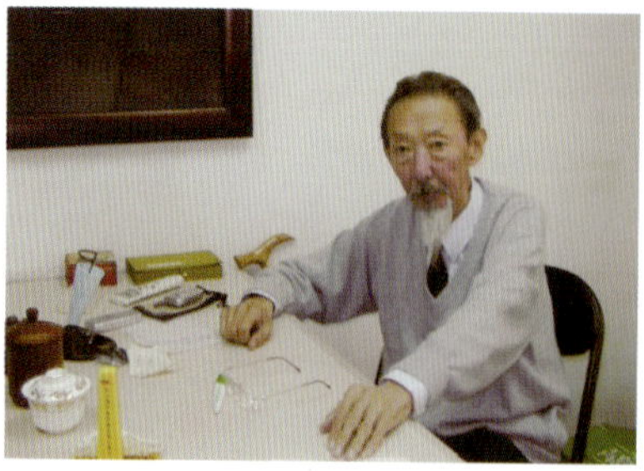

孔伯华先生五子、
著名中医孔少华先生

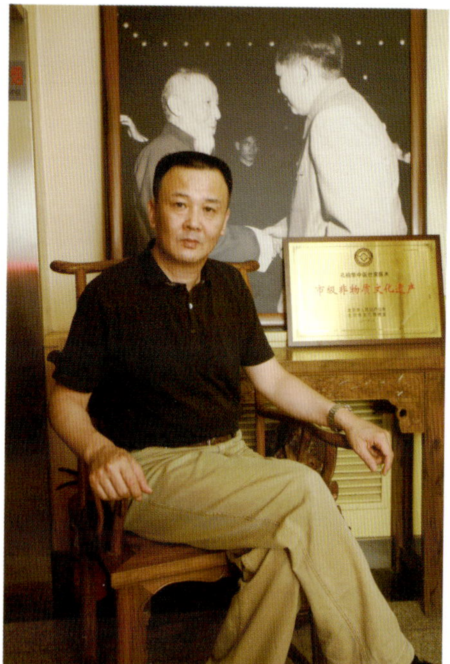

孔伯华养生医馆馆长、孔伯华嫡孙孔令谦

山东电视台《养生》系列

养生看体质

孔令谦◎主讲
王学伟◎主编 《养生》栏目组◎编著

中国城市出版社
·北京·

编 委 会

序

山东电视台总编辑　祝丽华

中医事业的振兴，需要有理想、有抱负的人，更需要能够身体力行，为实践理想能够放弃虚名浮利，刻苦钻研、开拓创新的人，孔令谦先生正是这类人中的佼佼者。

体味古今著名中医的成才之路，不外乎两条，即读书与看病。读书不仅是通晓古文，精读熟背经典，更要字斟句酌，反复领悟其中的思维方法、内在联系；看病不仅是望、闻、问、切，辨证处方，更要在看病中再习经典，反复加深理解。

根据孔令谦先生主讲而编辑的《养生看体质》，正是他实践－认识－再实践－再认识过程的体现。这种一文必求其确，一意必析其微的精神，使他在学习、思考、实践中一层层深悟中医之道，一步步攀上中医科学之峰。

孔令谦先生出身中医世家，受家族影响，他自幼就对中医产生了浓厚的兴趣，不仅阅读了家庭大量藏书，而且还学习到一身卓越的医术。孔先生讲中医，逻辑严密、层次清晰，而且深入浅出、剖析分明。他的讲座没有不伦不类的掺杂，没有似是而非的敷衍，其风趣生动的语言和儒雅的翩翩风度，给大家留下深刻的印象。

《养生看体质》从养生的起源到“治未病”的根本，从“治未病”的重点再到“治未病”的关注对象，可谓从实际出发阐释了概念、把握了要领，弘扬了中医学“不治已病治未病”的原创思维和丰富的内容。

在当今社会，“中国式养生”引领着健康医学发展的方向，蕴含着预防医学的科学内涵，孔令谦先生是孔伯华中医世家的传承人，曾在中医学界取得富有开创性的重要成就，这些在本书中也有具体体现。孔先生注重宏观与微观综合分析的研究方法，重视描述性的观察及应用，这在中医养生里面是非常前沿的理念。

随着时间的推移，中医药学随着中国优秀传统文化的复兴而受到世人瞩目，同时也随着科学发展观的深入实践，以人为本构建和谐社会的进一步落实，医药卫生服务重心开始下移到农村社区，医药卫生工作重心也前移到预防保健。这本书是孔令谦先生解读中医“治未病”的具体体现，立意深远、颇具理论意义与实用价值。它的出版对于中医事业的发展必将起到重要推动作用。

《养生看体质》内容非常贴近家庭和个人保健需求的实际，希望大家通过阅读本书，能够进一步树立健康的理念，增强自我保健意识，提高疾病预防能力。让我们共同努力，为我们的健康从现在做起。

祝丽华

目录

第一章 什么是养生——养生之道

《庄子》说养生要顺天道而从之,《黄帝内经》说智者要“顺四时而适寒暑,和喜怒而安居处,节阴阳而调刚柔”。补药为什么不能多吃?跟以前相比,现代人在体质上都发生了哪些变化?“京城四大名医”孔氏家族又是如何看待养生这个问题呢?

第二章 你不可不知的养生原则

对于热衷养生的人来说,到底是修心好还是劳形好呢?对别人有奇效的养生方法是否对你也有效呢?掌握中华养生的方法原则,把握中医养生的理论精髓,对养生有至关重要的作用。

阴虚主要体现在肝肾方面,人的精血亏了,就阴虚了。老年人糖尿病、高血压和中风都是阴虚引起的。但是为什么有的人20岁就会阴虚?喝酒为什么会导致阴虚?针对阴虚这种体质,老年人应该如何滋补?年轻人是不是也会有些不同的滋补方法呢?

所谓“热”,它的意思不是说你体内真有热,而是说你体内的阴阳不平衡。热又分为实热和虚热,年轻人的内热一般是实热;老年人的内热一般是虚热。因此,清热方法即有不同。

第五章 现代都市人群的体质——脾湿

中医的脾指的是脾胃功能，而非器官。即使脾脏被摘除了，脾湿现象依然存在。脾湿加上外感风寒就会形成风湿，湿气上冲严重的还会化生成脑胶质瘤。因此，平时注意化湿也就显得极为重要……

第六章 和喜怒——情绪养生

伍子胥能够一夜白头；范进中举，也可以瞬间疯癫。人的喜怒哀乐，都能影响身体健康。若要养生，首先就要想方设法使自己心态平和。然后，再通过一些适当的小方法，来弥补身体上的亏缺，从而让自己的身心更健康。

第七章　节饮食——饮食养生

我们的日常饮食看似简单，但是稍不注意，极有可能给我们带来很多隐患。尤其是老人和小孩这两个特殊群体，有的甚至因为饮食不当而丧命。所以我们要注意饮食，包括饮食的时间还有食物的搭配，这些方面针对不同体质、不同年龄段的人都会有所不同。

第八章　避寒暑——四季养生

中医认为，人生病的原因分为内因、外因和不内外因。其中外因说的是春夏秋冬四季变化，这里所说的“寒暑”就是泛指这些四时之变。只要能够针对这些气候变化，适时采取相应的养生措施，就能防病延年。

第九章　最美不过夕阳红——中老年人养生

《黄帝内经》说"人过四十，阴气自半"。人过中年身体就开始逐渐变弱，那么中老年人应如何更好地保养他们的身体呢？

若人完全与自然规律背道而驰，疾病则会过早来临。大家应保持一个愉悦的心情，同时注意饮食上要偏清淡，还要注意睡觉养阴。

第十章　以内养外——女性养生

女性除了"经、带、胎、产"之外，其它疾病和男性没有太大区别。女性应该避免"忧思忿怒，形寒饮冷"；而且要注重以和为贵，做到人和、己和，以内养外，使身体阴阳平衡，健康美丽。

我们不能武断地判断中医治病比西医慢，二者都有其各自的理论体系；中医重整体，西医重局部，两者都有其科学合理性。人们在养生之时，应长期坚持，以自然之道，养自然之身。

第一章

什么是养生——养生之道

《庄子》说养生要顺天道而从之，《黄帝内经》说智者要“顺四时而适寒暑，和喜怒而安居处，节阴阳而调刚柔”。补药为什么不能多吃？跟以前相比，现代人在体质上都发生了哪些变化？“京城四大名医”孔氏家族又是如何看待养生这个问题呢？

《庄子》和《黄帝内经》如何说养生

“庖丁解牛”是庄子所讲的故事中大家最耳熟能详的一个，其实庄子这个故事不是讲如何杀牛，他最根本的目的是以此来表达他自己的养生观念。除了庖丁解牛，他还给我们讲了一个只有一只脚的人的故事…… 而《黄帝内经》则为我们更清晰地刻画了一位“顺四时”的智者形象……

● 《庄子》的养生观

“养生”这个词比较早是在两篇文章中提到过，一篇文章是我们中学时候读过的庄子的《庖丁解牛》，文中提到庖丁在跟梁惠王的对话过程中，告诉他是如何宰牛的。在把整个过程跟梁惠王介绍完了以后，最后梁惠王和他说了这么一句话：“善哉，吾闻庖丁之言，得养生焉。”这句话翻译过来就是：“好啊！我听了庖丁的话，学到了养生之道啊。”这里面就出现了“养生”这个词。

我们再往前面深入一层，则可以发现，“庖丁解牛”这个典故就出自庄子的名篇《养生主》。这是一篇谈养生之道的文章，“养生

庄子养生的原则是：顺应自然的变化与发展,秉承事物的中虚之道。

主”的意思就是养生的要领。庄子认为，养生之道重在顺应自然，忘却情感，不为外物所滞。在这篇文章一开始，庄子就讲了“缘督以为经”的原则，也就是说秉承事物中虚之道，顺应自然的变化与发展。之后，除了“庖丁解牛”之外，庄子又讲了一个叫右师的人。他只有一只脚，公文轩看到就很诧异地问：“你怎么只有一只脚啊？是天生的还是后天造成的？”结果右师很平静地回答说：“人的外观是上天赋予的，既然老天只给了我一只脚，那我就这样呗。就像沼泽里面的野鸡，他们走上几十步才能够吃到一点食物喝到一点水，但是它们却从来不会祈求被养在笼子里。”顺天道而从之，这是庄子养生观念的核心。

●《黄帝内经》中的养生

在《黄帝内经》的《灵枢·本神》中也提到了“养生”：“故智者知养生也，必顺四时而适寒暑，和喜怒而安居处，节阴阳而调刚柔。如是则僻邪不至，长生久视。”这里面提到的养生意思更为具体，更能让人有直接的感受和理解。

“故智者知养生也”，所谓智者就是比较聪明的人，也就是善于养生的人。那作为一个智者来说是如何做的呢？也就是“必顺四时

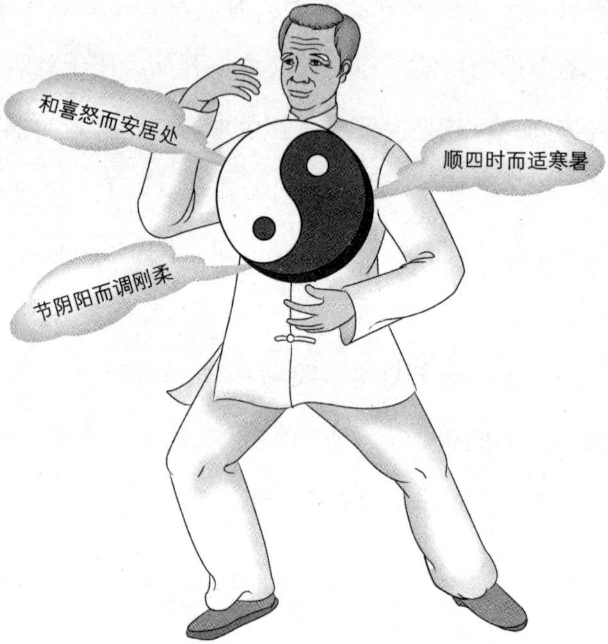
和喜怒而安居处
顺四时而适寒暑
节阴阳而调刚柔

要根据四时的寒暑有针对性的调节自身的状况，并且保持自己心气平和，这样才能够让自己的身体阴阳平衡。

而适寒暑”。这里的“顺四时”就是顺应春夏秋冬的各种变化；“适寒暑”就是说你要去适应自然界的寒热温凉，以及温差的变化对人体产生的影响。

“和喜怒而安居处”，“和喜怒”的重点在一个“和”字上，中国人比较注重“和”这个概念。比如2008年北京奥运会开幕式表演

中国文化讲求一个“和”字，往大处讲是与天地和、与四时和；往小处说就是与社会和、与朋友和、与家人和；最重要的：保持自己心态平和。

上的活字印刷，就用非常宏大和令人惊叹的表演将中国的“和”字展示在世人面前，成为了开幕式的一大亮点。按我们的理解，这句话强调的是首先你要做到心态平和，如果心态不平和，你吃什么都是没有用的。总之一句话，“养生首务在养心”。“安居处”又该怎么理解呢？意思就是别太介意你住什么房子，比如说我今天住在一栋高级的别墅里，明天我住的却是一间陋室，但是这些对我来说都无所谓，我能够平心静气地面对任何居住环境。

“节阴阳而调刚柔”，这可以从两个方面来理解。因为中国文化的本源是阴阳，实际上中医很多重要的理论都跟这个相关，或者说中医所依存的一种模型就是中国传统文化的阴阳五行模型。人体要保持一个健康的体魄，必须有一个阴阳的平衡。因此，《黄帝内经》里有这么一句话，叫“阴平阳秘，精神乃治；阴阳离决，精神乃绝”。这指的是极端的两端往中间互补，也就是下沉的阴让它升上去，向外发散的阳要让它下降或收藏，使其平衡。回过头来看“节阴阳而调刚柔”这句话，实际上说的是两个意思：其一，通过求助于医生来达到一个身体稳定的状态，也就是进行阴阳调节的过程；其二，是通过自身的一些努力，以此来达到身体阴阳平衡的过程。

对这两篇文章中出现的“养生”，我觉得应该从两个方面来理解：《庄子》中所说的养生讲的主要是人生，更强调的是精神层面上的东西，强调的是你如何去做人，强调的是社会文化属性；而《黄帝内经》的《灵枢·本神》中所说的意思则是一个自然属性，就是说人与自然应该如何去相处。

“京城四大名医”家族的养生之秘

古人为我们讲了养生的一个大体的原则，但是随着时代在变，现代人和古代人相比在体质上已经有了很大的不同。这就要求我们在养生的时候更有针对性。而且养生不等于治病，但是如果不注意保养，得了病吃再好的药也是不行的。

● 随便敲穴位，小心尿血症

我认为所谓“养生”，主要在于一个“养”字上。何谓“养”？从养生的概念来说，与健身相比而言，它的内涵要宽泛得多。之前已经谈到了，养生不仅仅有社会文化属性，也有自然的属性，应该从这两个方面去审视它。

而有的人对养生的理解，就是掌握一下方法，比如敲打一下经络，或者说选择一种适合自己的饮食，这就是养生了。实际上这仅仅是养生宽广内涵的一个局部，我们要从一个宏观上来看养生。我对“养”的理解，“养”主要是“顺应”的意思。因此可以说养生实际上是一个顺应的过程。顺应什么呢？应该顺应自然规律。

适合别人的养生方法，不一定适合自己。因为每个人的体质、身体状况是不一样的。中医最讲究“因病施治”，因人、因地、因时而异。

从这个概念上来看，首先针对目前社会上对养生存在的一些误区，有一点大家需要明白；养生跟治病是两回事。因为很多人错误地认为，养生就是治病或者养生能够治病。其实这是不对的，养生可以防病，但不能说养生就能治病。而且不要用自己所学到的关于养生的一点皮毛或一些形而下的东西，来治疗你身体上的一些疾病，这显然是不对的。

如今养生已经成为人们普遍关注的一个焦点，懂点养生是必要的。但是存在一种什么现象呢？我可以说一个例子，我曾经遇到过这么一位老者，大概七十多岁。他自己从市场上买了一本关于养生的书，然后按照养生书上所说的方法，结合他本人所表现出来的一些症状去敲打自己的肾腧穴。结果出现什么状况呢？敲打的后果就是这位老者尿血了。至于说他这种情况是不是敲打经络不好，我们在这里暂且不提，只是说千万不要拿着某条养生的方法给你自己胡乱治病。

还有我周围的很多朋友跟我说，“你爷爷和你父亲都是名医，你们家一定有什么祖传秘方，只要把这些方子拿出来，我们就可以养生了。”我就跟他们说这种想法是错误的，至少在我们家没有一张秘

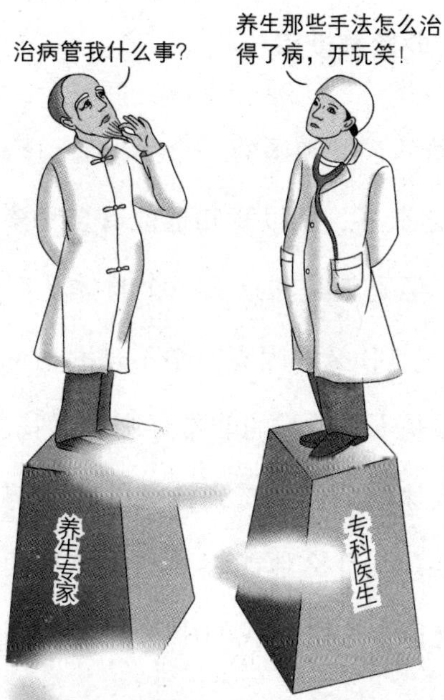
治病管我什么事?
养生那些手法怎么治得了病，开玩笑!
养生专家
专科医生

养牛可以防病，但是养生和治病绝对是两种不同的范畴，千万别把二者混为一谈。

方，所有的方子全是公开的。而且还得因人而异。说到秘方，比如说“不龟手”，它是一个用于外科的防冻的方子，但是就中医而言，它又是一个针对内科把人作为整体来看的概念。这就追究到中医的秘方，也就是因人、因地、因时制宜，即辨证施治，因人而异。因此中医秘方的精髓就应该体现在两个字上——变化。

“三分药、七分养”，长寿绝对不是吃好东西就行的，生活、饮食规律才是关键。

● 通宵打麻将，吃啥都没用

我曾经跟父亲给我们共和国的一个元勋看过病。因为他找我父亲看病已经有30年之久了，所以我知道他有多种疾病缠身，而且身体始终不是很健康。但是就是在这么一个身体状况下，这位领导活到了91岁的高寿。这是什么原因呢？是不是因为他工作压力比我们小呢？显然不是；那是不是他吃的非常好呢？据我所知也不是这样，因为我跟父亲去他们家的时候，看到他吃的基本都是粗茶淡饭，跟普通人吃的也差不多。为什么他能够活到如此高的年龄？究其原因实际上就是他讲究规律，这也是我们中医经常提到的“三分药，七分养”。

说到“三分药，七分养”，这个“养”字应该说就是养生，就是这种大的体系中的一个环节。我们经常会遇到这样的事情：有两个性别相同的患者，有着相同的年龄和相同的体质，找的医生也相同，但是经过一段时间的调养，两个人得到的结果却截然不同。为什么呢？举个例子来说，我曾经遇到过一个糖尿病的患者，他说他一开始吃药很管用，到后来就慢慢没用了。是什么原因呢？在我跟他的接触过程中我们聊起他的生活起居，得知他这个人有个特别不

打麻将的下场

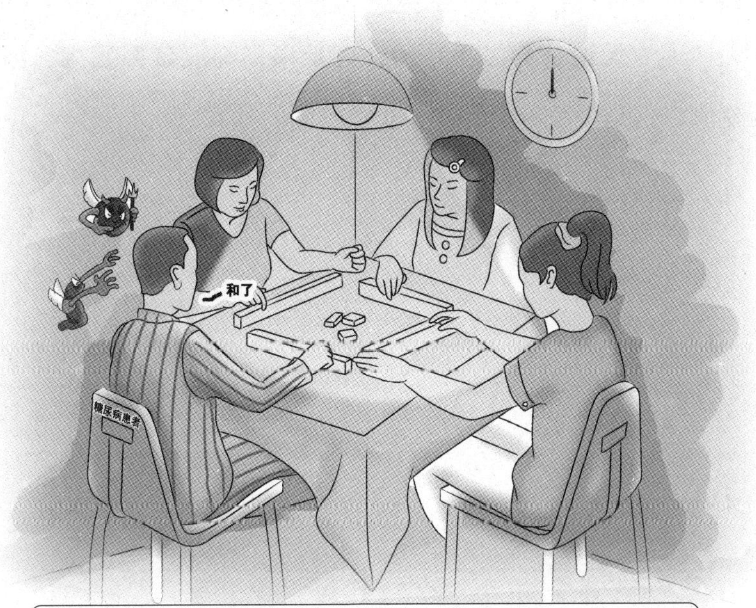

“三分药，七分养”，如果自己不注意自己的保养，吃再好的药也是浪费。

好的习惯，就是爱打麻将，而且打起麻将来睡觉都顾不上，最长连续打了 40 个钟头。我就跟他说，“你这样的生活习惯，这样的生活规律，吃什么药都没用。”这也就解释了上面所提出的疑惑，即“三分药，七分养”。

可以看出，“养”在生活中是至关重要的。刚才还谈到了变化，为什么要变呢？因为时代在变，气候在变，我们人的体质结构、饮食结构也都在变，实际上中医也是一个在变化中不断寻求规律的一门学科。因为无论是养，还是治，还是防，都应该要因人、因地、因时制宜，这是中医养生的一个非常精髓的基本原则。

病了要吃药，补药别乱吃

把治病和养生混为一谈是相当危险的，病了就得去医院看。山里人心态更加平和贴近自然，所以相较城里人自然活的更长一些。缺什么补什么，一味跟潮流乱吃，小心身体受不了……

● 城里人生活比不过山里人?

当前养生已经成为整个社会普遍关注的焦点。一方面是我们的生活水平得到了大幅的提高，物质产品极大丰富；另一方面来看，也有相当一部分人已经把养生当作一种精神方面的追求。但是就当前养生的情形来说又是一种什么状况呢?

我曾经遇到过这么一件事：当时我在北京人民广播电台做一个直播节目，有一位女士通过热线把电话打给了我，听她的声音大概40岁上下吧。她在电话里说她母亲今年70多岁了，因为在家里安装空调的时候跟她父亲吵了起来，忽然间感觉四肢没有痛感了，而且嘴角也发生了抽搐。她问我看有什么好的办法能治，或者用什么养生的方法给她母亲指导一下。我就对她说，这可不仅是养生的问题了，这是犯病了，得去医院看。其实存在很多这样的情况，不少人把治病当成了是养生的问题。

幸福的山里人

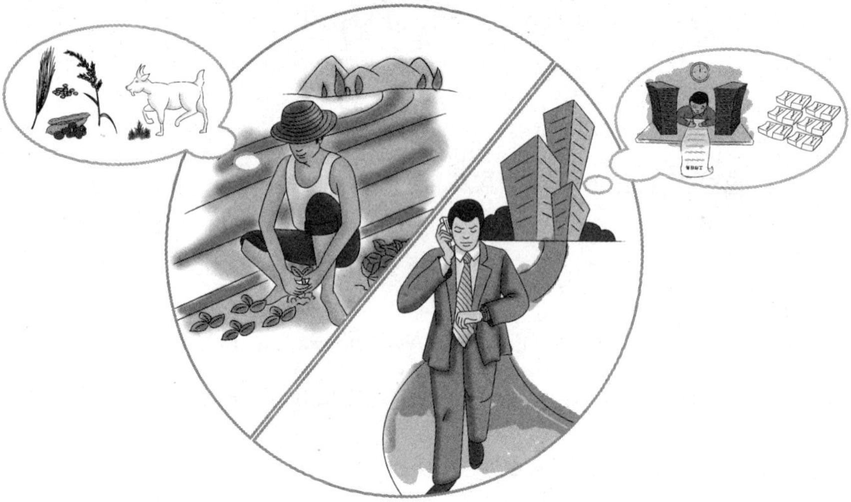

城市人更容易被一些俗事所困扰，山里人则相对而言更贴近自然，思虑较少。因此我们要学会与自然相和顺，这样才能长寿。

还有一次是在北京欧美同学会的讲座上，其中有一个会员问我，说他们这些会员基本上都是事业有成的人，经济状况、生活水平非常好，而且还有这么好的条件能听不同的老师来讲关于养生的

每个人的先天体质不同，即使是同一个人他在20岁、40岁、60岁身体状况也是不一样的，进补的方式自然也不同。

事情。但是，为什么生活在城市里的人普遍没有生活在农村的或大山里的人寿命长呢？他这个问题问得相当好，这也是很多人的一个疑问。因为生活在城市里的人，与自然离得就远，全被一些世俗的事情所困扰。而生活在农村或山里的人，在欲望方面虽然做不到无欲无求，但是他们毕竟更贴近自然，人与自然相合、与自然相顺。他们处在一种天人合一的状态，自然能够获得比较满意的寿命。

- **都是补药惹的祸**

我们中有些人的养生观念还仅仅是停留在表层上。比如关心，今天吃什么，明天吃什么，后天吃什么；然后买了一大堆书，就按照书上的指点来硬套自己。我认为首先要搞明白一个问题：你吃什么是根据自己的体质情况来决定的，一个10岁的人，20岁的人，50岁的人，或者60岁和70岁的人，在饮食上一定是不一样的，不能一概而论。这么看来，必须先弄清楚自己属于哪类的人，自己的身体到底需要什么。

有些人就说，我买点冬虫夏草吃，这个东西好，吃了肯定没有问题，对身体一定只有好处没有坏处。因为物以稀为贵，冬虫夏草也是这样，所以自然人们就认准了它。今天很多人有这么一种认识：

感冒的原因、种类也是千变万化的。因此在生活中，我们千万别忽略感冒。

我吃了很多的营养品，吃了很多的好东西，那么就能够对我的身体有好处。其实，这种想法和观点是错误的。在人的身体的整个需求中，应该是你缺什么就吃什么，而不是把任何所谓好的东西都容纳进你的身体，这样你的身体能承受得了吗？不是任何好东西都能治好你身体里的疾病的。

就拿感冒来说吧，一个十几岁的孩子、一个三四十岁的中年人、一个老年人，同样是感冒，但是我们给他们的用药是绝对不一样的，这就是中医上所说的“因人而异，辨证施治”。同样的道理，养生也要遵循“因人而异”的原则和规律。

我们为什么养生

《黄帝内经》说“圣人不治已病治未病”。这句话其实就是告诉我们：养生的第一要务是防病，防因情绪方面导致的内伤疾病，防因饮食方面导致的内伤疾病，防因外感而导致的外感疾病。

●“三焦”——我们的脏腑容器

养生能够为我们带来什么？我们为什么要养生？其实说到底，养生的目的首先还是为了防病，防止疾病的发生可以说是养生第一要务。那么防的是些什么病呢？防因情绪方面导致的内伤疾病，防因饮食方面而导致的内伤疾病，防因外感而导致的外感疾病。

这是从防病方面来讲的，同时这一过程，实际上也是对我们人体的上中下三焦进行保养的一个过程。那什么是三焦呢？在这里的“焦”可不是烧焦了的那个焦，也不是焦点的焦。说白了，三焦就是装载全部脏腑的三个大容器，也就是整个人的体腔。古人将三焦分为三部分：上焦、中焦、下焦。上焦心肺，中焦脾胃、肝胆，下焦肾、膀胱、大小肠。《黄帝内经》上解释说三焦是调动运化人体元气

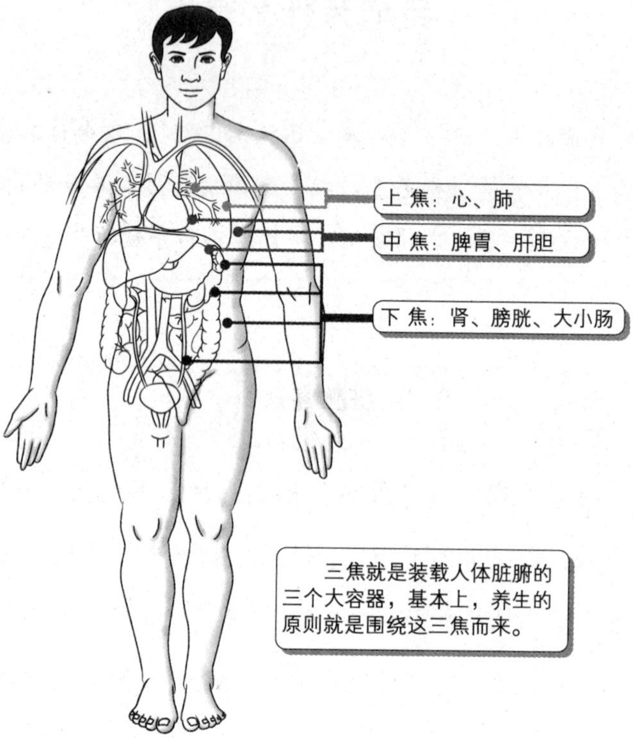

的器官。上焦心肺一条线，中焦脾胃一条线，下焦肝肾一条线，基本上养生的原则就是围绕这三焦而来了。

大家也不要将这个上中下三焦给它物理划分了。所谓上中下三焦，实际上是来表明这个疾病的轻重缓急，也就是说不论是病毒也好还是病邪也好，只要它侵犯人体了，它会有侵入的深浅之分，并

其实任何疾病都有一个积累到爆发的过程，养生最根本的目的，就是在疾病爆发之前把它消解掉。

不是说病毒果真侵犯了上焦、果真的侵犯了中焦，或者说病毒侵犯了下焦，并不是这个意思。

提到“三焦”，我刚才已把清代瘟病大家吴鞠通所列出的规律来介绍给大家，目的其实是希望大家有一个清醒的、大体的认识，从中找出这些疾病的发病原因，再将这些原因还原到我们生活当中，对照一些不良的生活习惯，包括不良的生活起居，不良的饮食习惯以及情绪上的波动，来自我诊断。

•“治未病”——圣人们的养生经

养生成为当前社会关注的一个焦点，这是件非常好的事，这说明我们自我保护意识、自己的健康意识提高了。在《黄帝内经》里边有篇文章叫做《生气通天论》，《生气通天论》里边是这样讲的：“圣人不治已病治未病，不治已乱治未乱，此之谓也。夫病已成而后药之，乱已成而后治之。譬犹渴而穿井，斗而铸锥，不亦晚乎。”它这个话的意思是什么呢？就是说你如果等病已经发生了再去治，就好比你渴了再去钻井，打仗了你再去铸造兵器，这样的话就已经晚了。因此养生的原则实际上就是一句话：不治已病治未病。预防才是最关键的。

“衰竭”是人体老化的直接原因

女性生命是以七为单位，男性则是以八为单位。女性从三十五岁、男性从四十岁开始，身体状况就逐步下滑，这是无法抗拒的自然规律。人的生长发育、衰老与肾气的旺衰有直接关系，因此道家气功就有“藏精葆元”的说法。

《黄帝内经》认为：人体衰老基本上有三个原因：一是肾气衰，二是五脏衰，三是阴阳衰。

首先，我们应该来了解人是什么。对于“人”的理解，《黄帝内经》认为是“人与天地之气生，四时之法成”，也就是说，我们人是自然界阴阳二气的产物。既然是以“人与天地之气生，四时之法成”，因此要遵循天地之间的规律，人肯定也要有生壮老死的，这就是大自然的规律，从生到长到壮再到老而死去。一般而言，完成这么一个循回我们叫做天年。有人对天年的解释是 100 岁，也有人对天年的解释是 120 岁。现在一些学者也研究说天年指的是 150 岁。其实不管是指多少岁，若是一个人能够无疾而终，能够活到这么一个高寿，这就是天年了。

《黄帝内经》讲道：男性生长是以八为周期的；而女性生长周期则是七。

从养生学的角度上讲，影响我们人体衰老的一个重要原因就是肾气的衰老，另外一个是五脏之气的衰败，最后一个就是人体的阴阳失衡。我们如果要想长寿，要想活到一个天年，就必须想办法延缓肾气和五脏之气的衰败，并尽可能地维持自身阴阳之气的平衡。

在《黄帝内经》的《素问·上古天真论》里边，对男性跟女性的“肾气”有非常清晰的一段描述说：我们人体的肾气有一个自然的衰老规律。女性从七岁开始一直到七七四十九岁，而男性则是从八岁开始一直到八八六十四岁。当然这是一个一般的规律。《黄帝内经》上它是这样讲的：“女子七岁肾气盛，齿更发长”。也就是说女性到了七岁的时候，她的肾气开始生长发育，也开始换牙齿，头发开始生长的比较旺盛，用来象征旺盛的生机。“二七而天癸至，任脉通，太冲脉盛，月事以时下，故有子。”二七就是一十四，也就是十四岁的时候。天癸指的是经血，也就是说女性的初潮开始了。在这个情况下“太冲脉盛”，指的是女性的这种经脉开始旺盛起来，“阴阳和故能有子”，即在这个时候如果要是结婚的话也就可以生孩子了。当然，现在社会我们不主张这样，我们提倡晚婚晚育。生育是有一个最佳的年龄段的。

从这个方面讲一直到五七，就是到三十五岁开始，“五七阳明脉衰”。我们人体还有一条经脉叫阳明脉，那么“阳明脉衰，面始焦，发始堕”，这个时候人体开始走下坡路了。

男人与女人不同的成长周期

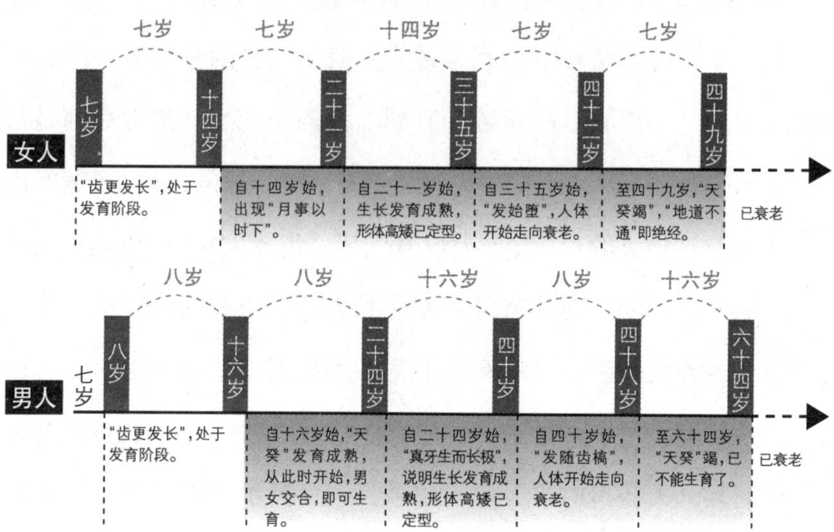

肾气对于男性而言则是从八岁开始，“丈夫八岁肾气实，发长齿更。二八肾气盛，天癸至，精气溢泻，阴阳和，故能有子”。那么这就不难理解了，也就是说男子从八岁开始发育旺盛，到十六岁就一个人衰老的快慢，很大程度上取决于肾气的强弱。“人过四十而精血自半”，因此养生很重要的一个方面是滋养肾气。

产生遗精现象，若此时结婚便可生育。男性一直到“五八肾气衰”，即从四十岁开始走下坡路。

《黄帝内经》把男子跟女子的这种生理功能与肾气有直接关联的这种规律叫做“七所八欲”，所以我们若能够懂得这个规律，也应该说就基本上掌握了人体肾气盛衰的这种自然规律。根据这个规律，我们可以有效地找到适合于保养自己肾气，避免早衰老的方法。

中国传统养生学认为，人的生长发育、衰老与肾气的旺衰关系密切。可以说一个人衰老的快慢，寿命的长短，在很大的程度上决定于肾气的强弱。所以道家气功才有“藏精葆元”的说法。

第二章

你不可不知的养生原则

对于热衷养生的人来说，到底是修心好还是劳形好呢？对别人有奇效的养生方法是否对你也有效呢？掌握中华养生的方法原则，把握中医养生的理论精髓，对养生有至关重要的作用。

吃东西要“五色入五脏”

说到养生，有一种说法叫“五色入五脏”。五色是指青赤黄白黑，可以滋补肝心脾肺肾。《黄帝内经》中说：白色润肺，黄色益脾，红色补心，青色养肝，黑色补肾。人体作为一个内外统一的有机整体，通过五色和身体调和并顺应五态，就可以调整人的容颜和身体。也就是说不同颜色的食物，它养生保健的功效是不同的。

- **青养肝——多吃梅子少喝酒**

喝酒的时候配一点青梅子，这样青色和酸味就能对喝酒者的肝起到双重保护的作用，从而减少酒精对肝的损害。青色食品，包括绿色蔬菜和水果等，它们是维生素的主要来源，绿色蔬菜水果的主要功效是清理肠胃、促进生长、排毒。

- **红滋心——苹果山楂抗疲劳**

红色食品具有活血化淤的功效，对心脏非常有益处，如红苹果、山楂、红枣、西瓜、山里红、红心萝卜、桃子等。红色食品还可以起到减轻疲劳、抗衰老、补血、补心、祛寒等作用。

山药是非常好的一个东西，性味甘平，具有益肺、滋肾、补脾的功效，山药粥治疗伤风引起的腹泻效果非常好。

• 黄益脾——南瓜香蕉助排毒

像南瓜、柑橘、香蕉、黄豆、玉米等黄色食品就可以起到养脾的作用，黄色食品可以提供维生素A和D，抗氧化、促进排毒、延缓衰老。

• 白润肺——萝卜豆腐也可贵

白色食品可以养肺，如牛奶、米面、豆腐、冬瓜、竹笋、山药等。我们都知道，白色的萝卜等可以化痰；而藕、梨等白色的果肉也可以润肺养肺，而且对预防心脑血管病、安定情绪、促进肠蠕动都有很大的作用。

• 黑补肾——芝麻黑豆抗衰老

黑色是养肾的，黑色的东西对于补肾、防治心脑血管疾病、抗衰老的效果是最为明显的，日常生活中可以多吃一点黑色的食品，如黑豆、黑芝麻、桑葚、紫菜、黑木耳、茄子等。

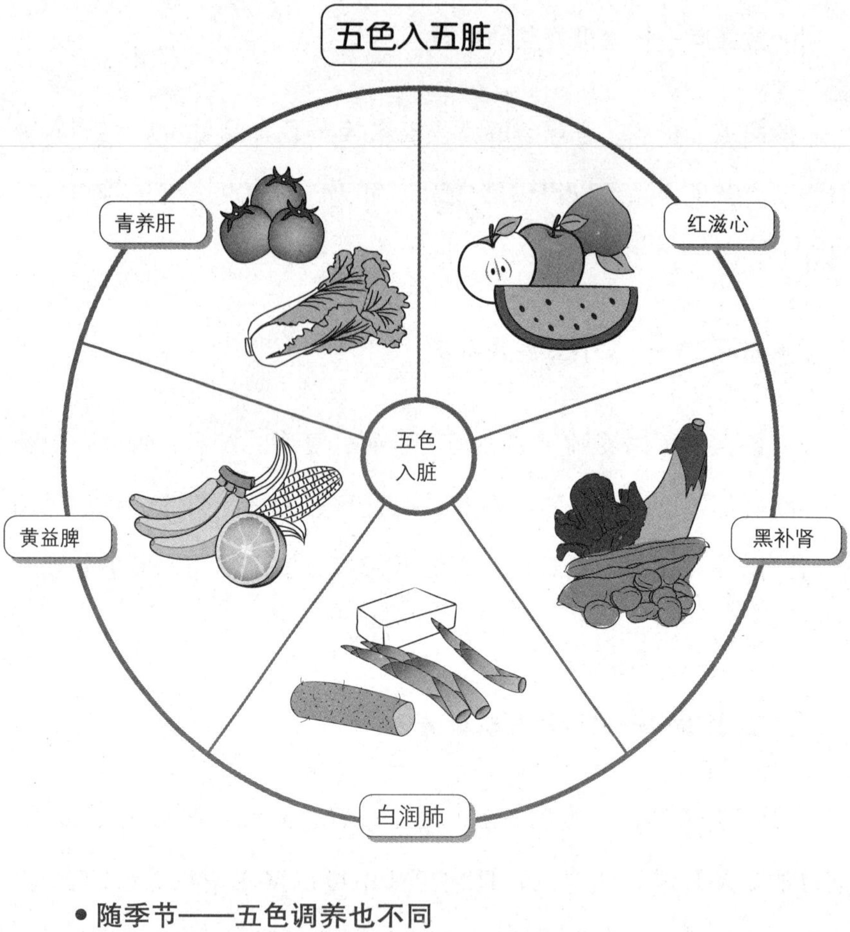

- **随季节——五色调养也不同**

比如夏季，有人说夏季应该吃红色食品。从理论上来说，夏天吃红色食品是对的，因为夏季是属于红色入心，这个时节应该养心。

但在实际生活中是不是这样的呢？比如说经络，经络顺畅，人体确确实实是可以健康，因为经络是气血运行的通道。这些理论说起来都是正确的，不过在这儿我想要说的是：其实经络也是病毒传递的地方。我们可以把经络理解成城市的交通网络。那么一个城市的交通网络，是不是需要一个专业的管理体系、专业管理团队，甚至专业人员去维护它的畅通工作呢？毫无疑问，当然需要。

四季养生对我们每个人来说，都是漫长人生道路上非常重要的养生方式，也是最遵循天地规律的自然法则。这个问题我在第八章会专门讲到，所以只要掌握了四季养生的规律，我们就能非常自如地经营自己的人生，规划自己的健康道路。

血压一百八，还敢把山爬

大禹一生辛劳，满天下跑着治水，活了100多岁；晏子每天在家里静养，信念坚定，却在30岁早死了。如果你血压到了180，你还敢爬山锻炼身体吗？由此可见，到底是“劳形”还是“修心”，这都要视情况而定……

● 血压一百八，还敢把山爬

古人写书，尤其是经书，都是写得非常精粹，少有废话。像《黄帝内经》的《素问》和《灵枢》，它之所以被称之为经，因为这里面的句子被提炼得非常精确。比如说针刺的“刺”字，推拿的“拿”字，我们普通人是不是能在短时间内掌握其中的奥秘、技巧和方法呢？显然是不可能的。严格来说，一个医生就是穷其一生的精力去研究《黄帝内经》，也不敢说对《黄帝内经》了如指掌。

作为我们普通老百姓，是不是可以学一些简单的操作方法？比如简单地学一下推拿的手法，选择一些比较适合的饮食方法等等，然后就可以达到健康养生的目的了呢？我认为首先大家得明白一个

养生到底要靠运动还是靠静养，这都要具体问题具体分析，因人、因时而异。

概念，就是之前提到过的要“因人、因地、因时制宜”，而不是盲目地仅仅为了追求好的饮食、好的推拿按摩就可以了。

到底哪些是养生的正确方法？有些人觉得要靠大量运动，有的人觉得要靠修心养性。其实这些说法也都有各自的道理。

从古到今，我们有很多这样关于养生的实例，而且还都围绕着到底是要“劳形”还是要“修心”而展开。我们都知道大禹，欧阳修在一篇文章里描绘他说：“大禹治水走天下，可谓劳其形”，应该说是已经累到极点了，但是大禹的寿命是多长呢？他活到了100岁。还有一位春秋战国的叫晏子的名人，晏子的修心应该是修到家了。他是“居于陋巷，和衣而卧，短褐穿结，箪瓢屡空”。外，不受外界的任何诱惑；内，无动于心。按我们今天来看，晏子修佛也好，信道也好，反正就是非常虔诚了。就是这么一个人，无欲无求，那他一定应该长寿吧？但是晏子只活到了30来岁。

有人就疑惑了：如此看来，那么“劳形”要比“修心”更能养生。但也有不少人也“劳形”，身体也累了，却因为劳累过度只活了二三十岁；有的人反而也因为修心养性而得到了高寿。所以说，“劳形”好还是“修心”好，不能一概而论，也是要根据情况来定的。

千万别盲目的跟风，自己的身体自己最清楚。缺什么就补什么，不然很容易出问题。

这就是中医博大精深之所在，而且还有个关键要素就是要因人而异。

爬山对身体有好处，但是如果你让一个血压180的人去进行爬山锻炼，当然会出问题。推拿也一样，现在满大街都是推拿按摩的，但也要根据自己的身体情况来进行正确的推拿。一个孕妇能推拿吗？明眼人一看就知道那当然不行。再比如说皮下出血症的患者显然也是不能轻易进行推拿的，还有心脑血管疾病患者等，要推拿都得慎重考虑。

养生不是说敲打经络好，然后就只管去敲打就好了。就像以前曾经出现过风靡全国的打鸡血，这个打鸡血后来就闹出了事情，有人就这样给打死了。因为打鸡血可能对当时的那个人好，但并不是对全国所有人都好。还有一段时间，全国人民都喝红茶菌，说喝红茶菌可以延年益寿。真的是这样吗？结果到后来也没人喝了。这些都是当时的人们信息不通畅，因而不明事理而盲目跟风的结果。

现在我们的生活水平提高了，对物质生活、精神生活的追求都提高了，对健康的需求也越来越加大了。在这种情况下，更要真正地去了解什么叫养生，如何才能有效地去养生。千万不要在不明就里的情况下空谈什么养生，我们更不提倡一哄而起。看到别人去敲

中医讲究辨证施治。有的病症表面上看是不同的，实际上致病原因相同；有的表面症状看似一样，其致病原因却可能大不相同。

打哪条经络，你也去敲打哪条经络，这不是养生，这是杀生。

因此，养生的问题得一分为二，要客观地去看待。

● 病同人异论，对症下药才管灵

辩证地看待养生方法是中华养生理论的精髓。我们应该在中华养生文化原则的指导下因人而异地科学养生，才会避免走进养生的误区。

清朝有个叫徐灵胎的中医大家，他写过一篇著名的文章叫《病同人异论》。他在文章中写得非常清楚，就是说我们都是自然界的生物，所以都会受同一种病毒的感染。但是因为每个人的体质和身体状况是不相同的，所以每个人所患病的深浅和表现出来的症状也是不同的，因此在治疗上也必须分清具体情况对症下药。

同样，养生也是如此。既然是在中医养生文化指导下所用的方法，首先就应该遵循“因人而异”这么一条原则。

徐灵胎在《病同人异论》中这样写道，“天下有同此一病，而治此则效，治彼则不效，何也?”这句话怎么理解呢？这些论述所强调的就是治疗方案的个体化特点。大概意思就是说，同一种病治疗

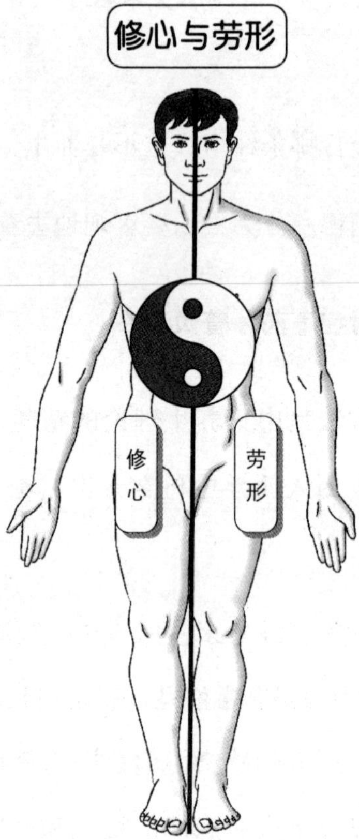

修心和劳形都要视自身身体状况而定，千万不可盲目的“赶潮流”。中医最博大精深之处就是四个字：因人而异。

一个人有效，用同一种方法治疗另一个人就不一定有效果。为什么呢？徐灵胎接下来又谈道，“则以病同人异也”，说的就是病是相同的，但因为人是不一样的，表现出来的症状也不一样。

七情六气，五脏的“晴雨表”

“七情”是人的七种心理情绪，分别对应了人体的五脏，而“六气”则是天地六种不同的气候现象。通常“六气”对人体影响不大，“内伤七情，外感六淫”才是人致病的根本原因。

在《病同人异论》中还描述了有关“七情六淫”的情况：“夫七情六淫之感不殊”。所谓“七情”，指的是人体心理活动的一种外在表现，分别是喜、怒、忧、思、悲、惊、恐这七种情绪状态，它们分别对应了人体内的五脏，即喜对心、怒对肝、思对脾、悲对肺、恐对肾，也可以说七情是五脏的“晴雨表”。

那么什么又是“六淫”呢？淫有太过和浸淫之意。“六淫”即风、寒、暑、湿、燥、火六种外感病邪的统称。风、寒、暑、湿、燥、火在正常的情况下称为“六气”，是自然界六种不同的气候变化。

“六气”是万物生长的条件，对于人体是无害的；同时，人们在生活实践中逐步认识了它们的变化特点，产生了一定的适应能力，所以正常的六气不易于使人致病。当气候变化异常，六气发生太过

七情与五脏的关系

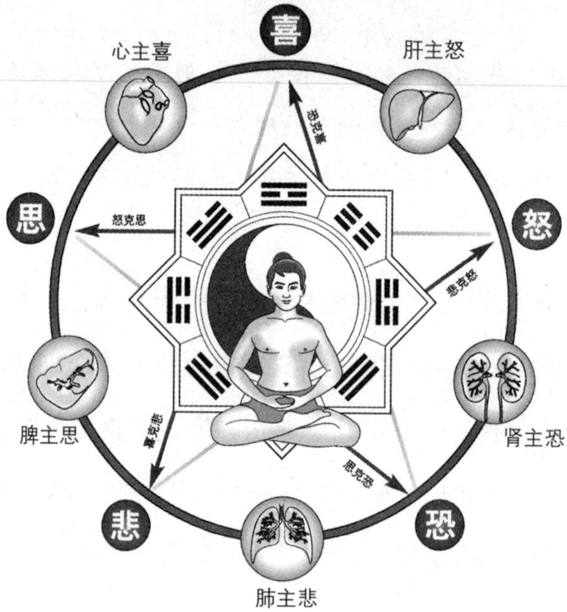
喜
心主喜
肝主怒
恐克喜
思
怒克思
怒
悲克怒
脾主思
肾主恐
喜克悲
思克恐
悲
恐
肺主悲

或不及，或非其时而有其气（如春天应温而反寒，秋天应凉而反热等），以及气候变化过于急骤（如过剧的暴热、暴冷等），在人体正气不足，抵抗力下降时，六气才能成为致病因素，并侵犯人体发生疾病。这种情况下的六气，便称为“六淫”。由于六淫是不正之气，所以又称其为“六邪”，是属于外感病的一类致病因素。

以上的这些我们统称为“七情六淫”，也就是中医上所说的

“外感六淫，内伤七情”。这就是一个致病的因素，所谓“七情六淫之感不殊，而受感之人各殊”。而另一个原因则是，“或气体有强弱”，即身体有强有弱；“质性有阴阳”，即有的人可能是阴虚，有的人可能是阳虚。所以患病及治疗方法自然不同。

北京人吃四川菜，不上火才怪

人分男女，地分南北。四川、湖南和贵州人吃辣全国出名，他们那是为了排湿，因为盆地和山区潮湿。北方人辣吃多了就受不了。同样，每个人“性情有刚柔，筋骨有坚脆；肢体有劳逸，年力有老少”，因此无论养生还是治病，都要因时因地。

生长在南北的人在体质上也会有所区别，这就是“因地制宜”。每个人出生的那一瞬间，所受到的天地之间的这种气是不一样的。像四川、重庆等地，他们吃辣的就没有关系，为什么呢？因为他们所处的地方是潮湿之地，辣的东西可以把体内的湿气给排出体外。

同样，作为北方人，如果要以四川、重庆等地的饮食结构当做自己的饮食结构的话，那一定会出问题的。因为北方人的那种体质是“寒逼于外，内郁于中”的，还主要是属于内热的。必须有自己的一套饮食方式和特点，这样才能适应自身的发展状况。所以说南北之间的地域差异造成了饮食上的差异也不奇怪了。

徐灵胎还说，“性情有刚柔，筋骨有坚脆；肢体有劳逸，年力有老少”。也就是说，人的性情有刚有柔，有的人脾气好，有的人脾气

人的体质除了受先天条件影响，后天的生长环境的好坏、生活水平的高低，还有心态是否良好，都会对其产生影响。

不好，那么他所犯的病，或者说因此而导致他自身不适的症状，也一定是不一样的。

“奉养有膏粱藜藿之殊”，也就是说，人有吃得好还是吃得坏的情况。有的人可能生活水平好一点，有的人生活水平差一点，饮食结构不一样，那么所形成的体质也是不一样的。更加上心境有忧劳和喜乐之别，天时有寒暖之不同，受病有深浅之各异，那么这个就是“病同人异论”的一个最精髓的方面。

历代养生家都把顺应自然作为养生保健的重要方法。中医学认为，人要保持健康长寿，不但人体内的脏腑经络、气血阴阳要维持相对平衡，人与自然也应保持协调统一。这就是中医学的“大人合一”、“天人相应”学说。

在这种情况下，无论你是养生，或者还是治病，都会印证“一概施治，则病情虽中，而与人之气体迥乎相反”的理论。也就是说用一个方子去治疗一群病症相同的人，那一定是不行的。引申到养生方面也是这样，如果用一个方法，让全国人民都按此养生，显然也是错误的。

养生说起来其实很简单，《黄帝内经》中对养生的描述，主要是

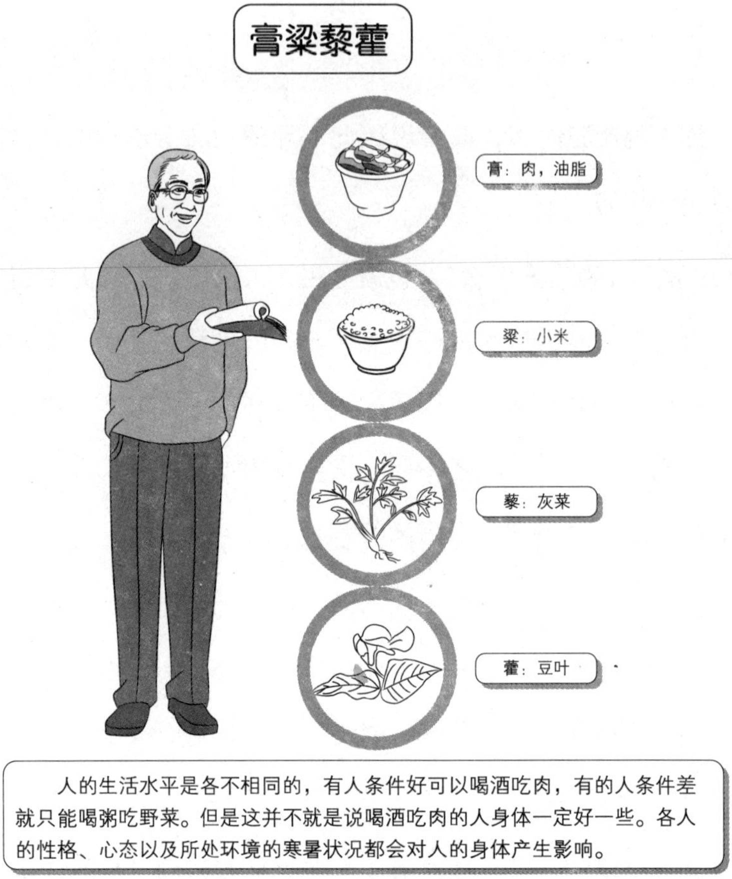
膏粱藜藿
膏：肉，油脂
粱：小米
藜：灰菜
藿：豆叶
人的生活水平是各不相同的，有人条件好可以喝酒吃肉，有的人条件差就只能喝粥吃野菜。但是这并不就是说喝酒吃肉的人身体一定好一些。各人的性格、心态以及所处环境的寒暑状况都会对人的身体产生影响。

从心情、饮食、顺应自然环境等方面论述的。那么，它复杂的地方是什么呢？复杂的地方就是人。人就是一个复杂的小宇宙，如果想获得一个非常好的体魄，或者说在短时间内能够掌握一些正确的养生方法，首先一定要了解自己的体质。

琴棋书画以怡情，养生七法谨遵循

书法上有一个词叫“力透纸背”，这里并不是说真的将力传到了纸的背面，而是说书写者将神、意、力这三者有机地结合起来，表现在书法上。书法、音乐、绘画这些修养对养生是非常有好处的。而中医中的“七法”，如果能够和这些艺术形式结合起来，对养生来说必然是大有益处。

中华养生学集各种防病治病方法于一体，它融合了中国传统文化的精髓甚至于与我们自己的这种修身修德相结合，它是集社会、集自然的。我们讲养生要有一个整体的思维，不仅仅要把它放在自然属性上，更应该以一种社会文化属性来审视它，也只有这样它才成为一个整体。

实践证明，文化养生里边包含的内容非常之大，可以通过一些文化的修养，来提高我们的情操。比如，两个人下棋可以颐安而乐，这就可以归在文化养生中。再举个例子：老年人离退休之后在家里练习书法或者绘画就是很好的文化养生。因为当一个人练习书法的时候他会全神贯注地将自己一身的注意力和精神放在笔尖上，这个

书法、绘画、音乐甚至一些丰富自我的知识对养生都是大有好处的，这就是文化养生。

时候就会气血筋脉通畅。其实这就是书法家写字为什么能做到“力透”。写字能够看出什么地方有力并不是只因为形好，而是写这个字的时候将神、意、力这三者有机地结合到一起，于是也就出现了好的作品。通过生活经验我们发现，书法、绘画、音乐，甚至是一些丰富自我的知识，对于提高自身的文化修养尤其是对于自身的健康是非常有益处的。而这些也正是文化养生的组成部分。

最后，我给大家简单介绍一下中医养生的“七法”，也就是养神、养气、居养、形养、食疗、药调和术养。

养神包括精神心理调养、情趣爱好调养和道德品质调养等方面。多涉及中医文化、宗教文化和民俗文化等内容，此为养生之首务，所谓养生先养心。

养气主要为医用健身气功的内养功，多涉及中医文化、宗教文化和武术文化内容。

居养主要指起居要应时而动，顺应季节变化。比如夏天避暑、冬天防寒等。

形养主要包括形体锻炼及体育健身活动，多融合了医学文化和武术文化内容。

食疗为中医养生方法的主要内容之一，其应用范围较广，适应人群也较多。其主要内容为养生食品的选配调制与应用，以及饮食方法与节制等。内容包括医、药、食、茶、酒以及民俗等文化。

药调主要内容为养生药剂的选配调制。其制剂多为纯天然食性植物药；其制法也多为粗加工调剂；其剂型也多与食品相融合。因此，中医常有“药膳”之说。

术养是一种自然养生方法，即利用按摩、推拿、导引、针灸、沐浴、熨烫、磁吸、器物刺激等疗法进行养生，属非介入或介入自然疗法。

第三章

现代都市人群的体质——阴虚

阴虚主要体现在肝肾方面，人的精血亏了，就阴虚了。老年人糖尿病、高血压和中风都是阴虚引起的。但是为什么有的人20岁就会阴虚？喝酒为什么会导致阴虚？针对阴虚这种体质，老年人应该如何滋补？年轻人是不是也会有些不同的滋补方法呢？

阴虚其实就是气血亏损

在中医里面，阴虚主要体现的是肝肾阴虚。肝主要是藏血的，肾主要是藏精的。因此，我所说的阴虚，主要是肝肾的阴虚，即人的精血亏了。精血一亏，自然阴虚。

● 阴虚到底是什么？

现代都市人最常见的就是阴虚体质。何为阴虚？阴虚又会带来哪些疾病呢？

现代都市人群的体质特征，其实在中医里早就有。最早在《黄帝内经》里面，主要把人分成五种人，就是按照五行，即金木水火土。后来，又根据阴阳五行的排序，分出25种。但是，基于我们临床上的观察，尤其是我父亲、祖父经过一百年的临床经验总结，我们认为，在临床上所见的大部分人群，大致分为阴虚、内热、脾湿三种体质。这是现代都市人群最基本的体质。

也许有人会问，什么是阴虚？阴虚是相对内热来说的。如果我们想要明白什么叫阴虚，首先，就应该了解一下什么叫做阴阳。

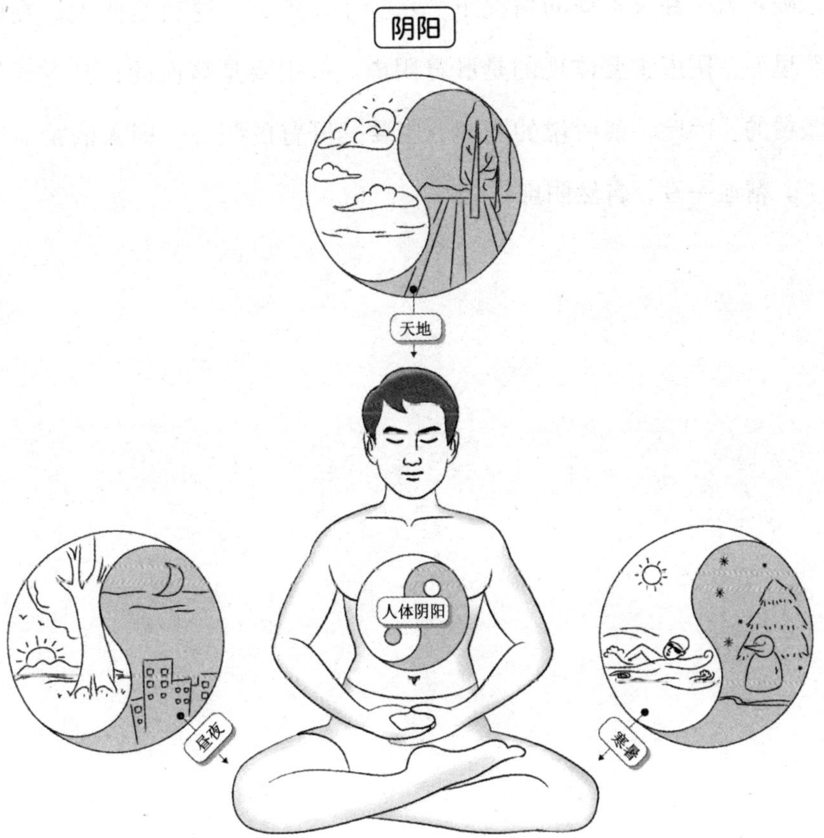

我们已经说过，中国的文化是阴阳文化。我们可以这样理解阴虚，比如说我的右手是水，你可以把它理解为阴；我的左手如果是火，你可以把它理解为阳。阴阳平衡，人就没有病。阴虚是什么概念呢？就是在火不动的情况下，水少了。那么，这就是阴虚。在中医里面，阴虚主要体现的是肝肾阴虚。肝主要是藏血的，肾主要是藏精的。因此，我所说的阴虚，主要是肝肾的阴虚，即人的精血亏了。精血一亏，自然阴虚。

四十而衰，阴虚谁也逃不掉

阴虚不是病，人到一定年纪随着身体的衰老，通常在40岁以后，都会有这种状况。但是如果保养不好，不能适时进补，极有可能造成糖尿病、中风等病症。根据一定的指导，我们自己也能够判断是否属于阴虚体质。

● 阴虚谁也逃不掉

从人体的自然规律来说，在没有任何疾病的情况下，过了四十岁之后，精血也会随着身体的衰弱而衰落。这是一个人的生长历程。人是肯定会阴虚的。老年人走路的时候，走着走着就气短，这就是精血亏的表现。

但是，在现代都市人群中，因为生活起居有很多问题，所以，阴虚到来的时间也许会提早。有的人四十刚过，或者是三十岁，甚至还有二十多岁的人，都有阴虚的。这都是因为生活不规律。熬夜的人就容易阴虚，自然安排你晚上睡觉，可是你不睡，肯定伤阴。也许人年轻的时候不在乎，但是时间长了就成了阴虚。

中医所说的“五脏”分为三个层次：形之五脏、气之五脏以及神之五脏。因此中医提到某项器官，可能是按照它的功能划分而不是简单的物理划分。

阴虚不是病，是一种功能现象。保养好的人，阴虚来得可能慢一些，也许五十岁了才开始阴虚。

阴虚能引起什么疾病呢？我们现代人常患的糖尿病，还有老年人中风、阴虚内热型高血压，都是因为阴虚而患上的。阴虚的现象有许多，我们一定不能忽视这个问题。

- **如何判断阴虚**

阴虚又叫“肝肾阴虚”。中医所说的肝不是我们所看到的肝尖，它不是血肉之肝。因为中医把五脏是按照三元来划分的，那么首先叫“形之五脏”，就是我们自己能够看到的五脏；第二我们叫做“气之五脏”；第三我们叫“神之五脏”。中医对五脏划分是这么一个概念，比如肝开窍于目，若眼睛比较涩则可能是属于肝经内热，若头痛耳鸣则可能也是属于肝胆二经的，那么两肋胀痛它也是属于肝胆二经。大家不要害怕，这不是我们平常意义上肝脏的问题，而是肝功能的问题，就是在功能性上边可能出问题了。那么从心上边来讲若心慌、心悸应该是属于心的问题。若食欲减退，不思饮食或者平时思虑过度则会伤及到脾。对于肺就简单了，就是咳嗽、干咳或者无痰或者是少痰，或者痰黏性发白都属于肺部问题。接下来我们看肾，是不是感觉到腰部有时候发酸、四肢无力？如果说有上述的这些症状同时又经常失眠，而且年龄在四十岁以上且工作压力又比较大，经常熬夜，基于这样一个综合的情况即可断定为阴虚了。

● **阴虚自测表**

养生是为了防病，所以，你就要找到这些疾病发生的原因，从而找到一些方法来规避。我们把人体大致分为三个类型：阴虚，内热，脾湿。我有个自测表，感兴趣的朋友可以根据自测表上的情况，自测一下，看自己是否属于阴虚体质。

阴虚自测表

体质	特点	
阴虚	肝	胁胀隐痛，头痛目眩
	心	心悸而烦
	脾	食欲减退，便难、不成形，烦热
	肺	干咳、少痰、咽燥，皮肤干燥、瘙痒
	肾	腰膝酸软，耳鸣，健忘
说明	年四十阴气自半，长期熬夜，工作压力大，久病伤阴	

滋阴清肺，科学饮食是关键

经常喝酒的人必然阴虚，长期下去肯定会损坏胃黏膜。但是如果因为工作原因不得不喝，也不是没有办法补救。糖尿病也是长时间阴虚积累的结果，然而只要平时注意调节，防患于未然，糖尿病也是可以预防的。

• 酒喝多了会伤胃

对于阴虚体质的人来说，科学合理的饮食是很重要的。那么，阴虚体质的人平时应该怎么吃？哪些不能吃？如果要滋补身体，要以什么为原则呢？

关于阴虚体质的人的饮食，首先就要绝对避免吃辛辣刺激的温热性食品。像鸡肉、胡椒、辣椒、白酒这种刺激性的温热性食品，通通不要吃。吃什么能滋补肝血呢？其实，有一种东西是比较普遍的，无论沿海内地都吃得到，那就是海蛎子，或者叫花蛤、海蛤。把它做成汤，方法很简单：就是要洗干净蛤蜊，让它把泥沙吐一下；少放点油，过一下油，然后放一点葱、姜和些许盐，炒一下；之后

酒喝多了必然导致胃阴虚，如果实在避免不了喝酒，可以买点耳环石斛泡茶喝，这样可以缓解胃阴虚的症状。

加水，煮至少一个小时以上。喝这个汤就能帮助你入眠。

中药里有一味药，叫石决明。石决明是滋补肝肾的，针对肝肾阴虚的人，往往需要用这些药物来调理。大家还可以多吃一些鱼类，以水里的东西为主。另外，就要吃一些滋阴的新鲜蔬菜。

还有些人，每天都喝许多酒，这种情况会导致胃阴虚。从中医上讲，酒是烈性的，燥而热。如果长期这样喝，必然损坏你的胃黏膜。我这里有个小方法：大家可以买点耳环石斛泡着喝。这是一种植物，市场上都有卖的。买了之后，每天泡两克石斛，再放点绿茶，每天喝一些，有利于滋补胃阴。而且，耳环石斛也是食品，你尽管放心吃。卫生部已经公布了，这是282种食药同源类的食品之一。

秋季来临，阴虚的人往往会有内热，而阴虚与内热往往是相对的。还有的人感觉头昏脑胀，上面实，下面虚，在这种情况下，可以考虑喝鲜藕汁。就是把中间的藕节剁掉，把藕切碎，把它放在铜器或者是铁器里捣成汁，再用豆包布包出来，榨出汁来喝。梨汁、荸荠汁与鲜生地汁都可以。这些东西滋阴清肺，可以预防秋季感冒。

但是，需要说一点的是，胃寒的人不要用这些东西。如果你感觉自己的胃很寒，怕冷，就不要用这些东西。

人一旦阴虚，身体抵抗力就会下降，
各项疾病就容易感染上。

- **“消渴”：糖尿病的中医术语**

下面，我主要说一下阴虚能诱发什么病。在日常生活中，我们不能小看阴虚。如果阴虚与内热结合，潜伏在我们体内，会成为一个很严重的致病病因。它能引起许多疾病，比如外感疾病。按照中医的说法，就是瘟病。像无名高热、肺炎、扁桃体炎等，所有感受外来的致病因素，统称为外感类疾病。

为什么阴虚能够导致这些疾病的发生呢？我认为，中医讲究清内热。在非典时期，有人感染了病毒，有人没感染上。这就是因为人体内有阴虚内热的内因，外因通过内因起作用了。因此，如果你清除了阴虚内热，就能避免疾病的发生。

糖尿病是阴虚体质导致的一种疾病。糖尿病人应该怎样改变自己的阴虚体质呢？日常生活中，应该注意哪些细节呢？

糖尿病是现代医学的术语，中医里则没有糖尿病这个词，我们管它叫消渴。消渴病有这样几种现象：有的人越喝越渴；有的人越吃越饿，而且吃了很多也不胖；还有的人小便十分频繁，而且很多。这些现象在中医里都能找到原因。

糖尿病并不可怕，中药和合理膳食完全能治好

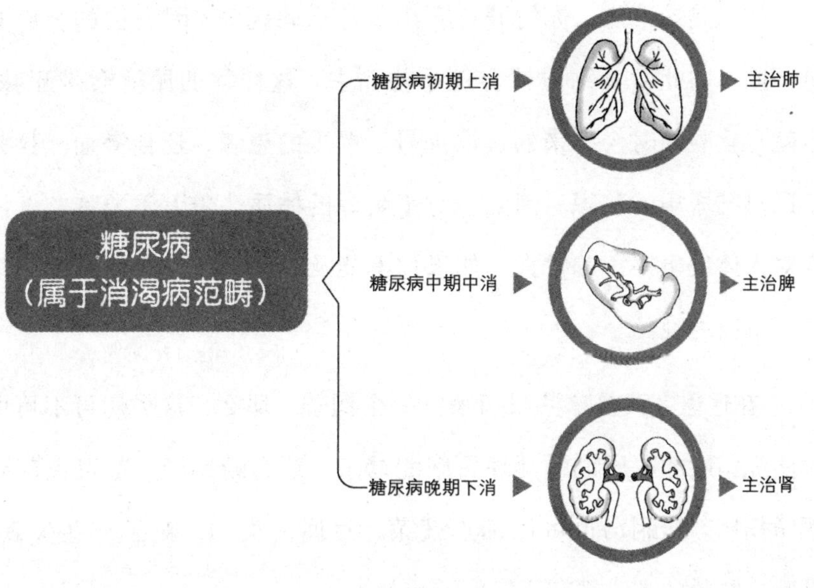

中医认为，消渴症就是阴虚内热。不管是上消、中消，还是下消，阴虚内热都是罪魁祸首。

为什么酗酒、熬夜、生活不规律且暴饮暴食的人容易得糖尿病呢？就是因为人喝酒的时候，酒烈伤阴，自然会造成阴虚。内热上灼肺阴，因此人会感觉越喝越渴，人会感觉口苦、口干、口臭；如果热灼伤胃阴，那么，人就会越吃越饿。而且肯定是消谷善饥，吃

“潜血”就是“潜在出血”的简称，也就是肉眼下或显微镜下无法观察到有红血球存在，但用试纸检验时却有反应的出血现象。

什么都不会胖。

如果热灼下焦，你的肝肾会出现什么问题呢？因为你的肾脏封藏不固，因此营养物质就会随小便而去。这样你的尿就会带甜味，也就是化验的时候出来的蛋白加号。严重的患者，还会潜血。这是中医对糖尿病的认识。因此，对于阴虚的体质，千万不要忽略。阴虚对人体健康损害非常大，如果你不能及时调养，等它从量变到质变，就悔之晚矣。

在这里，我是拿糖尿病来作一个例子。那么，这个病可不可以预防呢？刚才我所说的耳环石斛配绿茶，还有蛤蜊汤，都可以起到预防作用。蛤蜊汤也可以加点蔬菜、豆腐之类的，对于那些失眠、耳鸣、眩晕的人，都有很好的治疗效果。

另外，阴虚之人不能做剧烈运动，要以静养为主，秉承这样的原则养生就可以了。

老年人养生，重在一个“静”字

老年人的阴虚，以肝肾阴虚多见。以静养为主，可以经常打坐，有意识地坐一会儿。阴虚是一种现象，不要对它产生恐惧感。取食物的味，来滋补人的精神，加以适当锻炼，必可收到好的效果。

● 阴虚对老年人有何影响

阴虚对老年人的影响尤其大。老年朋友应该怎么预防阴虚呢？

从生活的自然规律上来说，老年人以肝肾阴虚为多见；除了糖尿病，老年人更易患高血压、中风，甚至是冠心病这类疾病。为什么阴虚会引起高血压和中风呢？其实很简单，关于老年人的肝肾阴虚，可以理解成水少了，水少则火旺。我们把阴比喻为水，把火比喻为阳，这就是阴阳的概念。

可以想象一下，用锅去煮水的话，里面的水没了是什么现象？人体也是如此，它主要靠的是阴阳之间的平衡，以保持健康。这个平衡被扰乱了，水不能治火，会产生虚火上炎。在这种情况下，火

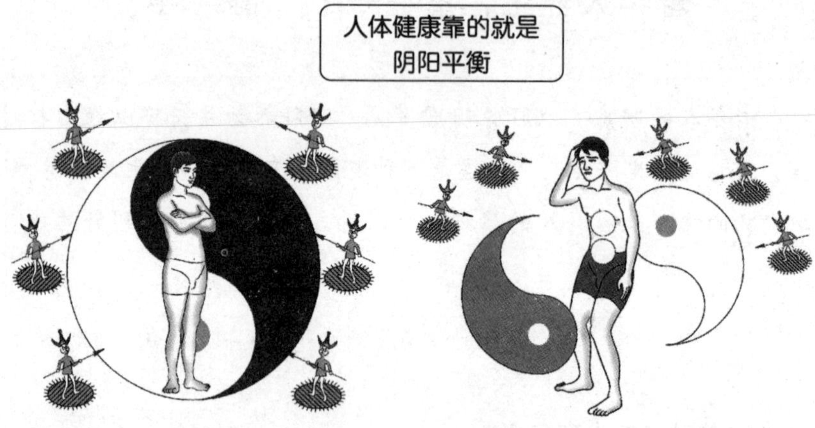

健康的人，阴阳平衡，与病菌和平相处。　　不健康的人，阴阳绝离，病菌危害身体。

必挟气血上冲于脑，就容易患阴虚阳亢型高血压。这种病，中老年人患得比较多。如果一个老年人长期有高血压，又会引起脑中风。

中医看病有个说法，叫做“看病如看相”。其实是很简单的，我们人体有什么不舒服，任何内在的变化都会表现在外面，会在你的五官或是外在的表征表现出来，这就是“成于内而形于外”。阴虚就主要表现在肝肾功能上出现问题。

我们中老年朋友，或者是想掌握养生知识的人，首先就要看自己是属于哪种体质的人。如果是属于阴虚体质，就要按照一定的养

用舌尖顶住上颚，眼观鼻，鼻观心，心入定，每天坚持两三次，非常有利于养阴。

生方法来防病。那么，你自然就会健康，也能达到长寿的目的。

• 静坐养生法

关于滋阴的方法，刚才我也说了一些。另外，还有些运动方面的锻炼方法，也是很简单的。从大原则上来说，阴虚体质的人应该以静养生。在这里，我有一个很好的方法，我也每天都在做。就是你没事的时候，在家里边静坐，时间几分钟不拘，想多坐些时间的人，可以多坐几分钟。这种坐，不是像老和尚的打坐，那样做比较难，也没意思。我的方法，就是在椅子上坐。两手放在大腿上，手心冲下，两眼微闭或者不闭，关键是要用舌尖顶住上颚。这叫做“眼观鼻，鼻观心，心入定”。只要达到入静就好，每天坚持两三次，比如晚上临睡前，有目的、有意识地坐那么一会儿，对于养阴是有很大帮助的。

• 五行拳养肾

在我的记忆里，有这样一件事。当年，我父亲给一位部队高级领导家的孩子看病。那孩子发烧，高热不退，住在部队的一个医院里。后来，父亲去了，号过脉之后，说这孩子是得了疟疾。然后医院化验，果然有六条疟原虫。后来，人们一起吃饭时，有人问，说孔老怎么一号脉就能知道有疟原虫呢？我父亲说不是，是病人告诉我的。为什么呢？他们聊天的时候，我父亲了解到，那个人从江西五七干校回来的，那里是疟原虫的多发地。

所以，中医对地域也是要了解一些的。后来，有人又问，同样是一个脉管，为什么分寸关尺，又分什么心肝脾胃肾俞呢？我父亲说，我们生活中常见的笛子，它的里面也是一根管，里面也有气体。但是，在不同的眼里能奏出不同的音来。脉象也是这个道理。

所以，你要多少了解一下中医。比如说神经官能症，现在有很多人上医院看病，就说自己吃不好睡不好，心烦易怒，还头疼，不舒服。有的医生就说了，说你这是神经官能症。其实，如果做了尿检和血常规检查，还没什么毛病，也没什么明显的数据说明他有毛病，就说人得了那个病。还有人说自己有抑郁症、神经衰弱。其实，这种现象并不可怕。人到一定的年龄之后，精血自然就亏，有所损耗。只是现在的都市人这方面的现象来得早了一些。作为中医来说，无论是否是神经官能症，我们认为，这是肝肾阴虚的表现。那么，在生活起居饮食中，按照一定方法滋补肝肾，就可以达到非常好的

老年人最好少吃多餐，多吃些菌类和青菜，少吃容易上火的东西。

效果。

即便是患上阴虚体质，也不用恐慌。在这里，我会给大家讲一些运动与饮食的方法，大家可以参考一下。其中有一个就是形意拳中的五行拳。五行拳是按照传统的金木水火土来划分的，主要是劈、崩、钻、炮、横。其中的崩拳和钻拳，对滋补肝肾大有好处。

- **大米粥能养阴**

我还要说的是，阴虚是一种现象，所以，不要对它产生恐惧感。你要找到针对阴虚来养生的方法。阴虚所能引起的疾病，主要还是糖尿病。那么中年人如果属于阴虚体质，就要防止自己的血糖增高。在这方面加强预防。还有的人血压有点高，就要预防中风。

老年人如果阴虚得很厉害，就不要吃得太多，以八分饱为宜。饮食主要是要清淡，以滋阴类食品为主。我建议，可以常吃一些菌类食物，比如香菇、蘑菇这种东西，还有一些蔬菜。注意少吃容易上火的，比如羊肉。阴虚的体质本身火就旺，如果再吃这些东西，食物就容易化火，火则更旺。

我再给大家一个好方法，就是食用大米粥。一般来说，我们熬大米粥有30分钟就熟了。但是我们的这个大米粥，不是以熟为主，是要把它熬烂，要熬一个多钟头以上；然后再喝米汤上的米油。这个米油能够起到很好的养阴效果，对老年人来说是很好的东西。还有就是我们可以买点猪肉，要肥瘦两样带皮的，在家炖上；根据你的口味，可以不放或少放酱油。把肉炖完之后，就放到冰箱里面，之后形成的肉皮冻，是很滋阴的。

有人说，肉不是也能化火吗？我所说的炖肉，不是让你去吃它，主要是取那个味儿，炖的时间要长。这一点，从中医上来讲就是：精不足者补之以味；形不足者补之以气。

以上主要讲的是取食物的味来滋补人的精神。还有就是一些简单的运动方法，像前面所说的五行拳，只要大家没事儿的时候坚持练习，效果一定会出乎你的意料的。

第四章

现代都市人群的体质——内热

所谓“热”，它的意思不是说你体内真有热，而是说你体内的阴阳不平衡。热又分为实热和虚热，年轻人的内热一般是实热；老年人的内热一般是虚热。因此，清热方法即有不同。

阴阳不平衡，内热的直接原因

热到极者为火。我们通常所说的“上火”就是内热的一种表征。中医讲究体内的阴阳要达到一个平衡，即热与寒应平衡。热过于寒，自然火气上冲，造成头晕、目眩、眼花、耳鸣、头疼等症状。

● 肝脏温度怎么能到 80 度

首先，我先来解释一下什么叫做内热。

所谓“热”，它的意思不是说你体内真有热。换句话说，我们平时经常说：“哎呀，我有点儿上火了”，这就是热引起的。我们可以来选择一些去火的药，就可以把这些现象给化解掉。那么，火是什么东西呢？是热到极者为火。但是，是不是你体内就有这个火？就有这个热？

从中医上讲，我们是用火和热的这种属性，来比喻你体内不适症状的这种特征，而并不是说你体内真有火。我原来遇到过一个人，他是练拳的。可能是练得有点偏差，他在练功夫的时候，发现自己

内热其实就是体内阴阳失衡，水不变、火多了就是实热；火不变、水少了就是虚热。

肝脏的表面温度达到80度。后来，我跟他开玩笑，我说你这个是熘肝尖儿了。所以说，所谓的“火”跟“热”，并不是说你体内真是这种热。

那么，内热是什么意思呢？因为我们中医讲究体内的阴阳要达到一个平衡。也就是说，热与寒，它是要达到一个平衡的状态。你体内的这种热相对过了就是内热，就会产生很多问题。拿头疼这种最简单的例子来说，头疼的位置不同，他这个热表现的部位也不同。比如说你感冒了，头疼、头晕，或者大便干燥，这都是热。热到极点为火，而火势是向上的。所以，内热的症状往往都是与头晕、目眩、眼花、耳鸣、头疼这些不适症状结合的。

年轻人实热，老年人虚热

热又分为实热和虚热，年轻人的内热一般是实热；老年人的内热一般是虚热。因此，清热方法即有不同。情绪长期抑郁得不到舒解也会上火。热火相加是现代都市人的一个普遍体质。

热，又分实热和虚热。什么叫实热？一般而言，像儿童或者说是青壮年，产生的这些内热的现象大多是实热；而老年人呢，从一般规律上讲，他产生的内热现象是虚热。

虚与实怎么区分呢？在上一章中我说过，人体是一个平衡的系统，阴阳平衡。那么当你的水在保持不变的情况下，火增加了，这个叫实热，是实火；如果说在火不变的情况下，就是它的这个能量在不变情况下水少了，那么这个就叫虚热。

但是，无论是实热还是虚热，都会产生一些不适的症状。因此，从虚实之分来看，中青年的清热方法与老年人清热方法是存在差异的。也就是说，中青年和老年人在养生方面、健康方面、保健方面，都存在着一些差异。

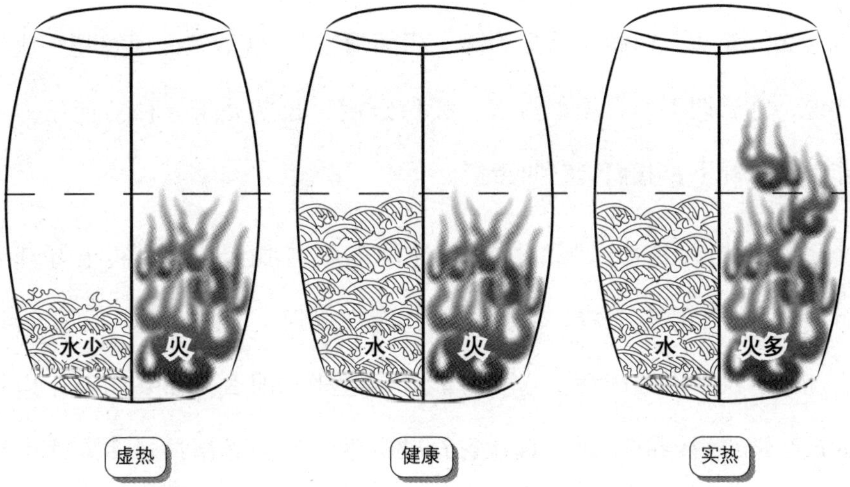

拿高血压来讲：一个年轻人，他因为生气，有情绪上的波动。因为这种激动，他也容易在一瞬间引起血压的这种偏高。那么，像年轻人的这种血压偏高，就是由实热导致的。从中医上的术语来说，就叫做肝阳上亢。但是，老年人的这种血压高，通常是因为水少了，相对来讲火就增加了，我们一般管它叫阴虚阳亢。因此，在饮食结构上、在治疗方法上、在防治的手段上，都是存在差异的。简单来说，这就是实热与虚热的划分。

那么，实热与虚热的症状分别是什么呢？我们现在的城市人，

千万别思虑过多，这样容易损伤体内精血，导致虚热。

都有什么样的体质呢？你应该怎样去正确区分呢？一般而言，我们有这么一句话，叫做“劳损为虚，积郁为实”。这话怎么理解呢？比如说，你长期工作，思虑过多，疲劳过度，长期处于一种精神压力非常大状况下，我们管它叫劳损。

劳损伤的是什么呢？伤的是你体内的精血。这个其实很好理解，就跟一辆汽车一样，我们这个汽车在马路上开着，你一定要给它加油；没有汽油的话，它不可能开动起来。那么，如果你不让这辆汽车适当地停歇，而一直让它行驶的话，它势必用油过多。这个油，我们可以把它理解成是我们体内的精血。那么，“积郁为实”怎么理解呢？比如说我有一个非常不愉快的事，我郁闷了，我把这种愤怒、这种思想压抑在体内，而没有宣泄出来。久而久之，也会形成上火。但是，这种上火，一般而言是属于实火。这是一个简单的划分。

在日常生活中，我们可以根据这样的准则，对自己进行一个简单的判断。但是中医往往它又讲什么呢？讲阴中有阳，阳中有阴。所以，不是说我上面所说就是一成不变的。在实际生活中，一个很年轻的人应该是实火。但是，他因为劳累过度，他所表现出来的也许是虚火。一个老年人，如果他的身体一直没有问题，身体状况非常好，却忽然间上火了，那他也许也是实火。所以，这个不是绝对的。

从目前来看，我们在临床上所发现的，尤其是我父亲，包括我的祖父孔伯华先生，在几十年的临床的过程中，对于现代都市人群有了一个明确的、基本的看法。现代都市人群，哪种体质是比较常见的呢？用一句话来概括的话，叫以热火相加之体为多见。

那么，什么叫做热火相加之体呢？就是你本身有内热，你再热上加热，形成一个热火相加之体。这是目前都市人群普遍的体质特征。源于这个因素，他在将来所患的疾病，往往也都是热火相加之病。你比如说像糖尿病、高血压、冠心病、中风，乃至于胃炎、十二指肠溃疡这一类疾病，都有很多，就是因为火，或者说是因为热而导致的。这个是现代疾病的一个基本客观规律。有没有寒症？还是有的，但是应该说在临床上是很少见的了。

养生最根本方法：了解你的身体

这个时代在变，气候也在变，饮食结构同样在变。所以，在养生方法方面，也要变。但是，如果你想要找到一个养生的根本方法，还是那句话：你要了解自己的身体状况。

● 打完篮球别忙吹空调

同为内热体质，实火与虚火有何不同？随着时代变化，饮食结构发生改变，我们的身体也发生了变化。面对这些变化，我们又该怎样去调整呢？

我们谈的是养生，养生针对的是还没有病的人。对于没有病的人来讲，就目前现代都市人群的体质结构以及我们饮食结构，表现在外的话，基本上以热火相加之体为多见。这是现代人的一个基本特征。为什么还有虚实的划分呢？我们可以这样来理解，就是以外感为实，以久病为虚。这个怎么理解呢？比如说，我打篮球出了一身汗，然后马上吹空调，一下子就病了。有人就说你这个受的是风寒。我个人并不是这样认为的。它表现在外的，可能是有一些寒的

年轻人以实火为主，老年人则是虚火居多。但是也不能一概而论，林黛玉就是以虚火为主的。

现象，但实际上是因汗毛孔闭住了，而热不易外达导致的。事实上还是一种热。

一般来说，外感疾病大多表现在外。这些病，不是以虚火为多见，就是以实火为多见。那么虚火表现在哪儿呢？久病伤阴，就是说你患了一种病，一直没有康复，时间非常久了。

患病两个月、三个月、一年，一般这种人是以虚为主。比如说，大家都看过《红楼梦》这个电视剧，里边的那个林黛玉，是十分典型的久病伤阴。按照她所表现出来的这种症状，就是典型的肺结核。但是，从中医上讲，她是属于一种虚症。因为她久病在身，再加上其他一些复杂的因素，所以导致林黛玉的身体成为这个样子。她就是一个虚劳体质的人，是虚火。所以，你不要看她年轻，但是她表现出来的，还是以虚为主。

● 拉洋车的和达官贵人

既然现代都市人群，是以热火相加之体为多见，并以热火相加之病为多见。那么，什么是热火相加呢？按照现代分法，我们可以这样来理解：在饮食方面，我们主要是饮食过剩。从改革开放到现

我们现代都市人群，大部分人其实都是营养过剩的。我们需要的是均衡营养，而不是纯粹的进补。

在，我们现代都市人群的结构，发生了翻天覆地的变化。再加上不会有选择地荤素搭配进食，不管是儿童还是老年人，都造成了饮食上的偏食。还有一些是误食，就是在吃东西的时候，有所偏好。还有的人认为自己身体不好，就一个劲儿地想要补。他认为这个营养品好，就喝点儿参汤，或者买点儿冬虫夏草、买点蜂王浆。还有人去买一些市场上出的那种高级的保健品，来造成我们的饮食上的过剩。至少就我个人来理解，这就是一种营养过剩，而他其实是不缺营养的。

我在整理我祖父医案的时候，发现一个有趣的问题。他早年的处方用药，有些药还以偏补或者说是偏温为主的，到了晚年，他的处方用药却是完全不一样的。这是为什么呢？早年，他在医院坐诊的时候，很多老百姓来就诊，就是一些个拉洋车的人。他成名后，到了晚年，京城有很多的达官贵人来找他看病。可想而知，这些达官贵人与拉洋车的人，他们的饮食结构肯定不一样了。拉洋车的人辛苦干了一天的活儿，回到家里，连衣服都没脱就睡着了。他是因为营养不良，或者吃不饱、穿不暖而得病的。而在当时的社会，这些有钱人的生活是什么样的？他的饮食结构是肥甘厚味，也就是鸡鸭鱼肉；在生活规律方面，阔太太经常玩一宿麻将，长期熬夜。

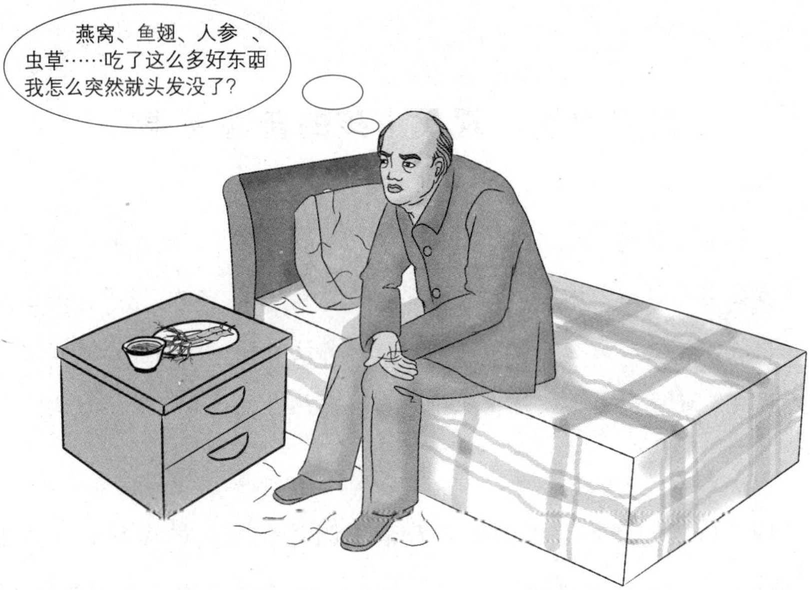
燕窝、鱼翅、人参、虫草……吃了这么多好东西我怎么突然就头发没了？

现代人本来就因为偏食、不注意荤素搭配导致营养过剩，如果还盲目进补，过多食用滋补品，只能适得其反。

因此，我们可以对比一下，旧社会有钱人的饮食结构与我们现代都市人群的普通百姓的饮食结构，是否有相近之处？所以，在刚开始的时候，我们就说过，这个时代在变，气候也在变，饮食结构同样在变。所以，在养生方法方面也要变。但是，如果你想要找到一个养生的根本方法，还是那句话：你要了解自己的身体状况。

营养过剩，现代小孩的普遍现象

有句俗话叫做："若让小儿安，三分饥与寒。"现在的小孩子经常会患感冒咳嗽的病，天气一变，着了点儿凉，就咳嗽了。去医院化验，还没有炎症，化验尿、化验血都没有任何问题。这是什么原因呢？还是那句话，这个孩子体内有内热，也就是说营养过剩。

应该说，内热是现今都市人群中普遍存在的一种现象。内热不是单独地作用在你的人体上，而是往往与阴虚或湿相结合。比如说，有时候你去医院看病，尤其是看中医，看完之后，老大夫给你号完脉。你问他："我浑身不舒服，到底是怎么回事儿啊？"他说："你是阴虚内热。"他总是把这两点合起来一块说。还有人会说："你是湿热。"因此，内热不仅是单一在你的身体内来体现的，它往往与湿和阴虚相结合。

阴虚内热能导致很多疾病。我们前边已经说过阴虚了，我来说另外一种现象。比如说儿童，现在的小孩子经常会患感冒咳嗽的病。我说的是普通感冒，不是流感。天气一变，着了点儿凉，就咳嗽了。去医院化验，还没有炎症，化验尿、化验血都没有任何问题。这是

通常小孩的呼吸道问题比如着凉、咳嗽，很多时候是因为营养过剩、热不外散上冲肺部引起的。

什么原因呢？还是那句话，这个孩子体内有内热，也就是说营养过剩。他所吃的这些东西，有一些没有排出体外，按照中医的说法，就是在体内形成了一种“淤热伏气”，也就是有东西滞淤在人的体内。伏是潜伏的意思，淤热伏气是我们发生这类疾病的一个重要的内因。因为你体内有这种於热伏气，所以当气候发生变化的时候，比如说天气一变凉了，汗毛孔一闭住，这小孩就会咳嗽。从中医理论上讲，有个说法是“肺主皮毛”。也就是说，皮毛与肺是相通的。热不外散，就要上受于肺，《温病条辨》里边也有一句话叫“温邪上受，首先犯肺”。一般来讲，呼吸道的这些疾病，跟内热有很大关系。所以只要注意去热，就能有效地防止这些疾病发生。

有句俗话叫做：“若让小儿安，三分饥与寒。”为什么这样说呢？这也是从生活中总结出来的非常客观的生活规律。我来讲一个真实的病例。

我们国家一个著名的相声演员，他的孙女的孩子，应该说是重孙辈的，现在才 7 个月。前些日子就说不舒服，上医院查也没有什么病。但这孩子就是发烧，吃了好多抗生素，这烧也退不下来。而且，还怀疑说他有癫痫的可能，这小孩会经常抽搐。这位老先生就给我打电话，

10岁前父母需做的两件事

10岁前的儿童体内稚阴稚阳，脾胃太弱，运化功能不足，进补过多为“阳常有余”，家长如发现大便干燥，味道大，表明有积食，可吃“王氏保赤丸”把湿热打打。

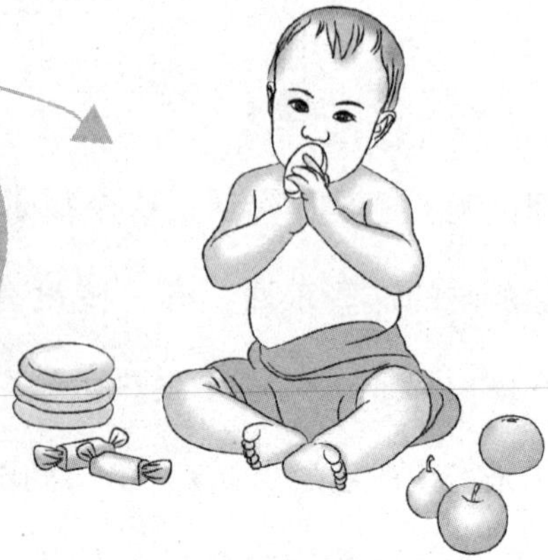

1、看天气，该给他穿什么样的衣服；
2、看大便，反映体内是否有积食。

后来我到了他们家，进去一看，这孩子他没法不生病：因为这位老先生太疼爱这个孩子了，这么热的天，给这个孩子里三层外三层裹了好几道；而且房间的所有窗子都关着，还开着空调，说是保持恒温。孩子的床头搁着好多奶瓶，什么国内的各种营养品啊，还有从国外寄过来的这个片那个片的，说给碾碎了吃。我和我哥看完以后就都笑了，说你把这些尿芥子跟他这包布都打开。打开之后看了看，我们说没事儿，这孩子就是有点儿心惊得热。按中医的说法，这叫做“心火”，开了点小药，我们就走了。药还没吃呢，那孩子的爸爸就来电话说，好像孩子好点儿了，就是捂的。所以说，这个火是从哪儿来生的呢？火由心生啊！

擦亮眼睛，认清你上的是什么“火”

火又分心火、肺火、肝火、胃火这么几种，它们各自表现出来的症状是不一样的。口腔溃疡是心火过旺的表征，肝火则表现为头疼、耳鸣，因此在养生的时候，我们也要有所区分地“对症下药”。

● 莲芯降心火

在中医里，除了把火分成实火、虚火之外，又分心火、肺火、肝火、胃火这么几种，它们的表现症状也是不一样的。比如说心火，心火旺盛的人，首先表现为心烦意乱、烦躁不安；再严重的话，可能还会生一些如口腔溃疡这种病。从中医上讲，舌为心之苗，因此，他会在舌头上来表现出来些溃疡。出现这个问题的时候，该怎么办？我们有两个方法：一个是平衡你的心态，这个是首要的，当然这个也比较难做到；还有一个方法，就比较简单了，你去市场买点莲子芯，把它当成茶来饮用。莲子芯是专门对付心火的，喝一点莲子芯，就可以把心火降下来。

- **肝火吃海蛤**

那么肝火的外在表现，与心火有什么不同呢？肝火的主要特征表现在易怒上。有的人他点火就着，这种现象还伴随着头晕、头痛、耳鸣、恶心。肝火太重怎么办呢？还是那两个方法，一个是你自己来调节情绪；还有就是在饮食方面，可以吃海蜊子，就是海蛤。海蛤是佑肝肾两津的，专门用来降肝火。因此，常吃这个东西，对于缓解你的肝火有很大的帮助。

- **荷叶清肺火**

肺火一般是表现在哪些方面呢？比如说咳喘病，像感冒，甚至是肺炎，往往都是因肺火而引起的。而且，肺病一般发生在秋季。我们该怎么预防呢？就是要清一下你的肺热。清肺热的方法，其实再简单不过了，我们是靠梨汁的。因为梨汁是干寒的，它专门是润肺的。除了梨汁以外，还可以选择荷叶。荷叶有芳透、宣发的作用，它可以将你体内的肺热宣发出体外。

我父亲曾经给我讲过这样一个故事：在古时候，有个人去进京赶考，结果没考上。他是又郁闷又着急，结果病倒了。他得了什么

荷叶的芳香之气，有利于防止肺火的发生，清除体内浊气。

病呢？就是咳喘不止，还没钱医治。然后，他在当地找了几个大夫看，也没看好。后来，又遇到了一个医生，就对他说你去买两筐梨，就是红肖梨，事实上是鸭梨的一种。那医生还说，你不是还有头驴吗？你就骑着这头驴回家，每天你就坐驴背上，边走边吃。晚上住店的时候，你把梨捣碎，喝梨汁。后来，这个人就照这个方法来做，结果他到家的时候两筐梨吃完了，咳嗽也好了。事实上这就是对症了。梨有润肺作用，它有利于宣肺。

荷叶的使用方法是这样的：在荷叶下来的时候，我们可以多买一些鲜荷叶。然后在熬大米粥的时候，把粥熬熟之后，将洗干净的鲜荷叶放在粥上边，之后再盖上，把火关掉焖上个 10 分钟、20 分钟。然后，再把盖打开，荷叶的香气就出来了。要注意的一点是，荷叶煮的时间不能太长，如果时间太长的话，就像你把今年的龙井新茶用开水给煮沸了沏，就没法喝了。我们所取的就是它芳香化透的这个味，它可以将你体内的浊气带出来。如果你在平时采取这种方法，就能够很好地防止肺火的发生。

在中医里，肺为娇脏。它不仅怕热，不能有肺火，还怕冷。因此，在预防肺部疾病的时候，就要做到避寒暑，也就是说你不能着

现代人贪图安逸，也过于注重外在。其实空调吹多了、大量吃冷饮、冬天穿少了对肺都会造成伤害。

凉。比如说冬泳吧，我个人认为，如果你体质弱，又没有接受过这方面的训练，贸然去冬泳一定是会伤肺的。或者是在冬天来临的时候，你本应该穿棉衣，但你穿得非常少，那也会伤到你的肺。还有，比如夏天，人们都图凉快，经常长时间地用空调吹，或者是去背阴的地方或极其潮湿的地方避暑，或者是大量地吃冷饮。这些情况，都对肺有伤害。因此，在防止肺火发生的同时，我们还要避寒。

• 杜月笙的十万大洋

胃火是怎么产生的呢？主要就是吃的，吃得太多了。从中医上来讲，我们说五脏六腑应该保持动态平衡。胃火的发生与脾也有很大的关系。关于脾，我会在后面慢慢讲述。胃火产生的原因是因为脾胃不合。因为脾与胃，一种升、一种降。内经上有这样一句话，叫做“出入废则神机化灭，升降息则气立孤危”，它讲的就是升降出入要达到一个平衡。你吃多了，身体摄入和排出之间不成正比，胃里面就会存留一些东西。时间长了，就会化热、化火。我们所吃的是粮食，粮食本身就是一种能量，是用来维系你生命的动力的。如果不适当，就会对人体造成伤害。

但是，更多的胃火是怎么产生的呢？主要有两方面：一方面与

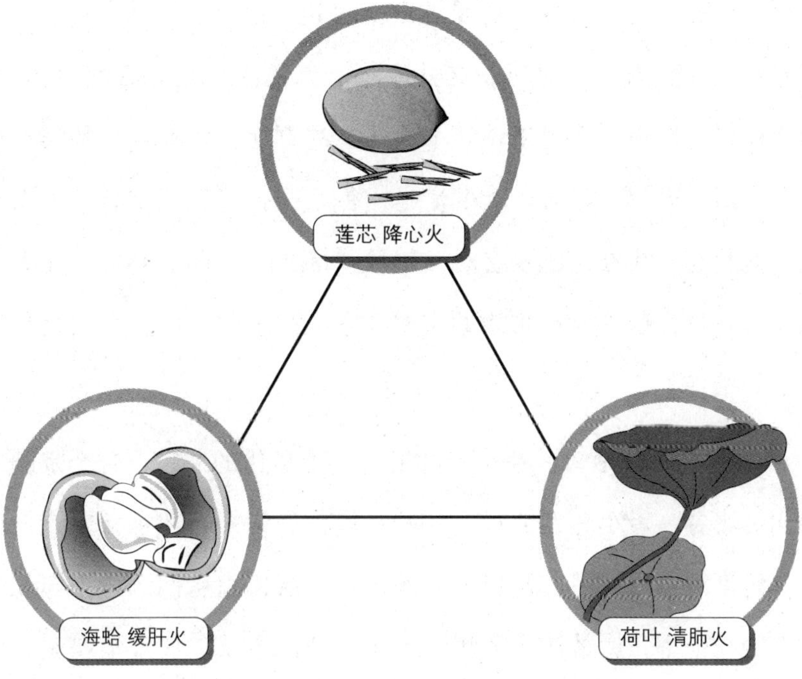

人体除了虚火和实火之外，还分心火、肝火、肺火、胃火等，症状各有不同，所以调理的方法也各异。

现代都市人的工作压力很有关系。有人会说，胃跟工作压力有什么关系？中医是一个整体，脾胃是相通的，工作压力大，势必会造成你的思虑也会更多。从中医的这种对应关系上讲，思伤脾，脾的运化出现问题了，自然会影响到胃。情志上的变化影响到胃，这是一

四川人吃火锅是为了去湿，所以他们放了很多辣椒。但这个东西北方人最好不要多吃，不然会伤胃。

方面；还有另外一方面，就是饮食上过饥、过饱、过寒、过热，都会对胃产生刺激。比如现在这种应酬，就说喝酒吧，酒性温燥烈，就会伤胃。现在生活越来越好了，在吃的方面，各地饮食都很普遍了。像四川火锅，北京人也很爱吃；鲁菜啊，不仅北京有，天南地北哪儿都有。北方人比较喜欢四川风味的小吃，因为它香，让人喜欢。但是过食这种辛辣刺激的东西，它化热、化火，久而久之就把你的胃给伤了。

有这样一个故事，在上个世纪二三十年代的北京，有个京剧名流叫孟小冬。孟小冬在北京居住的时候，经常来找我祖父看病。后来，她下嫁给杜月笙，就到了上海。有一次，她病倒了，非得要找北京的孔伯华，说就认孔伯华，其他人谁也不认。杜月笙就派人来到北京请我祖父。我祖父这个人也是很有个性的，请了两次都没去。到第三次的时候，觉得再不去也不太合适，就答应去了。杜月笙派他的小伙计到天津港，我祖父坐火车到天津，从天津转上海。到那儿一看，孟小冬没什么大病，我祖父给号了号脉，她就是脾胃失调。按今天讲，就是吃多了。所以，就开了个小药方，吃了两副药就好了。之后，这个杜月笙就觉得我祖父的本事还挺大，为了取悦于孟小冬，就以十万大洋相赠。当时，十万大洋可是一笔巨款。就因为

杜月笙是建国以前上海青帮头目，但是在抗战中曾组织过红十字会，救助抗日军民数万人，本人也积极援助抗战事业，为抗战胜利作出了很大贡献。

有了这个十万大洋，我祖父才与“四大名医”之一的萧龙友一起，两人合力创办了我国历史上第一所中医院校：北平国医学院。

- **独家秘方五汁饮**

从孟小冬的例子来看，胃热与营养过剩有直接关系。胃火我们如何来化解？清代有一个温病学家，叫吴鞠通。他写了一本书叫《瘟病条辨》，里面有一个药方叫五汁饮。这个药方的成分主要是梨汁、荸荠汁、藕汁、鲜生地和麦冬。这五种中药组成的汁，它的主要的作用是治疗胃阴虚。胃阴虚了你自然就有胃火，五汁饮针对胃火能起到滋养胃阴的作用，可以帮助你的脾胃消化。你也可以把它当成饮料，没事儿就喝一喝，长期坚持着。对于经常喝酒的人，长期熬夜以及长期饮食辛辣刺激的人，或者吃羊肉过多的人，都有很好的作用。这些人阴虚内热，容易产生许多疾病。

我们在前面讲的阴虚和内热，它可以合而为一，成为一种病，能够引起糖尿病、高血压和引发中风。内热可以引发外感疾病。内火的各种表现在外的症状也不一样。胃火旺的人，会口臭、口干或者口苦。那心火旺的人从中医上讲，叫“心肾不交”，在症状上表现就会寝食不安，同时也可能会导致一些失眠的现象，但最主要的还

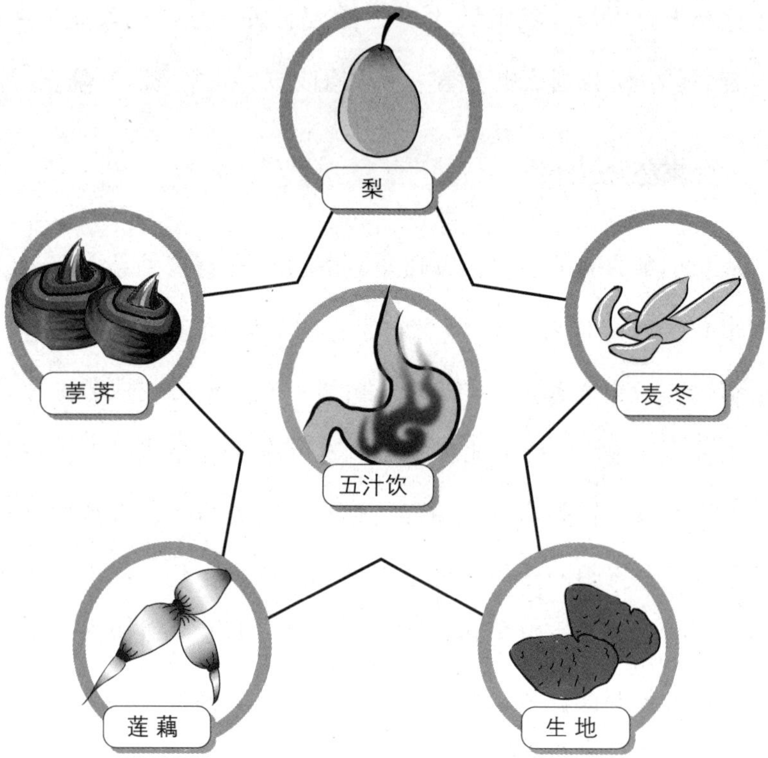

是烦躁。像肝火的话，它主要表现在易怒，人的情绪得不到宣泄，我们叫肝怒，还会表现为两肋的胀痛。

事实上，阴虚内热是现代都市人群普遍的一种基本体质特征。按照我自己的理解，如果你抓住了阴虚内热形成的原因，就找到了它表现在外的这些现象。同时在生活中注意来修补它、改善它，就能达到防止疾病发生的目的。我还有一个内热的测试表，大家可以按照这个表，来给自己测试一下，看看是不是属于内热体质。当然，内热也可以与阴虚交叉起来做测试。

内热自测表

体质	特点	
内热	肝	头痛眩晕，耳鸣，面红目赤，肋胀痛，口苦，急躁
	心	心烦，口舌生疮，小便赤、灼热
	脾	口燥唇裂，口疮口臭，牙龈肿痛，胃脘灼痛
	肺	身热，咳喘，痰黄，苔黄
	肾	
说明	饮食多热量，辛辣刺激，过量饮酒	

第五章

现代都市人群的体质——脾湿

中医的脾指的是脾胃功能，而非器官。即使脾脏被摘除了，脾湿现象依然存在。脾湿加上外感风寒就会形成风湿，湿气上冲严重的还会化生成脑胶质瘤。因此，平时注意化湿也就显得极为重要……

体内有湿，所以致病

从中医角度上来看，一般来说，病症里只表现为吐，是与胃有关系；只表现为泻，是与脾有关系。因此，中医里脾的概念，是脾胃功能，而非器官。脾胃上的疾病，通常是因为饮食不干净或者方式不当导致的；同时，与人的情绪也有关系。

● 没有脾何来脾湿？

脾湿是现代人常见的体质之一。中医养生理论所说的脾胃与现代医学所说的脾胃是一回事吗？脾湿是怎么形成的？能够对身体造成哪些危害？这一节我们来说说脾湿和它的预防。

什么叫脾湿？我来讲一个故事，这也是常见的现象吧。有个老专家，他给一个患者看完病，号完脉，开完方子，这个患者问："老先生，我这是什么病啊？"这位医生说："你这是脾湿。"然后这患者很奇怪，笑了，说："我几年前出车祸，都把脾摘除了，您怎么说我脾湿呢？"医生也笑了，说："中医对脾的概念，和现代医学是不一样的。我们所说的是脾的功能，不是你所说的那个血肉的脾。"

我们肠道中不仅存在有害菌，还存在很多有益菌群。因此不到万不得已，不能贸然使用抗生素。

所以我们首先要对脾有一个正确的认识。脾，不是我们生理解剖学上的那个脾。中医对脾与胃分得非常细。到底是如何细法呢？比如说像胃炎、十二指肠溃疡、浅表性胃炎等这类疾病，只要是表现出又吐又泻，上医院一化验，医生会说："哦，你这可能是胃炎，或者说是十二指肠溃疡。"

那么，从中医角度上来看，病症里只表现为吐，是与胃有关系；只表现为泻，是与脾有关系。在这里，它有一个非常严格的界限。因此，中医的概念，脾是脾胃功能，而非器官。

还有一个现象，比如说，一个小孩儿，他吃了一个热馒头，然后马上又吃了一根冰棍，于是腹泻了。把他送到医院去检查，医生就可能说，怀疑这孩子是肠炎。到底是不是肠炎，先上抗生素看看。抗生素有效果吗？可以说，一个真正的良医，不管是中医还是西医，在没有给患者确诊的前提下，是不会上来就用抗生素的。如果你化验他的大便，没有菌、没有炎症，按道理来说是不应该用抗生素的。如果这个时候用抗生素，他肠胃肠道中有助于消化的菌群，往往就会被破坏掉。

中医把这种腹泻现象叫做脾虚，或者叫做脾湿。这是一种脾虚腹泻的症状，就是一凉一热导致的。脾胃的升降功能出现了问题，同样会有这种腹泻现象。其实，对于这种情况，只要吃点药，或是平衡一下饮食，基本就好了。因此，脾胃上的疾病，通常是因为饮食不干净或者饮食方式不当导致的。

实际上，在生活中，脾胃不和经常被叫作“肝胃不和”。为什么叫肝胃？因为现在的人脾气比较大，有的人爱生气，忧思忿怒都占全了就容易引起肝郁。肝是主疏泄的，如果人爱生气，就影响肝功能，它就不输血。反过来，肝在中医五行里属木，脾在中医里属土，木克土，就会引起脾胃方面的疾病。因此，在临床上，这种消化类的疾病有很多，其实不但和饮食有直接关系，更重要的是与人的情绪有关系。

脾湿和风邪，风湿的罪魁祸首

现代人由于精神压力过大，饮食过剩，加之运动量减少，摄入和排出不成正比，久而久之就形成“湿”。体内有湿，外感风寒就形成风湿。这也是现代人群中风湿病患者日益增多的直接原因。

脾胃出现不协调的情况，体内就会产生湿，这是形成疾病的内因。如果再外感风寒，会造成什么影响呢？

从中医上来讲，脾是主运化的，胃是主受纳的。怎么理解运化与受纳？我们可以把人体的胃理解成一个粮仓，你所吃的任何东西，都能保存到里面。那么，脾是什么呢？脾的功能是什么呢？关于脾的功能，我们可以把它比作是现代社会的物流公司。你要把仓库（也就是胃）的东西，经由这个物流公司运输到你身体需要的部位去。如果物流的这个功能出现了问题，就是脾胃不合了。脾胃不合就会导致我们之前所讲的那些疾病的发生。但这些疾病在中医里边不叫胃炎，也不叫十二指肠溃疡，我们主要是叫胃脘痛。为什么会导致这种情况发生呢？比如说，你的胃能放两公斤的东西，恰好现在你的物流公司只有两个工人，让这两个工人去搬两公斤的东西，就达到了平衡的状态。如果你突然吃了四公斤的东西，还让这两个工人来劳动，那么，他就要加班加点地干了。所以说，吃多了也不行。吃多了，这工人他就累了。你要不给他发奖金，他就不干了。吃少了呢，你同样要这两个工人来干活，那就相当于加大了你的人力资源成本，这也成了问题。多了不行，少了也不行。从中医上来讲，就是过饥过饱都不合适。

为什么说脾湿也是现代都市人群的一个体质呢？就是因为，我们现在的人有这么几种特征：首先是自身压力普遍很大，主要是精神压力过大。造成这种情况的原因有很多，有的是因为工作紧张；有的是想去自己创业，欲望过强、过高等等。再加上饮食上的过剩，运动量减少，于是，摄入和排出不成正比，久而久之，积留在你体内的这个东西，我们就管它叫湿。

而脾湿的概念，刚才我已经讲了，就是物流公司出现问题了。你每天给他很多东西，让他去搬运，他超负荷运载，超量工作，他是搬不完的。这些东西在你体内成为致病的内因。

- **风邪加脾湿就是风湿**

体内有湿，外感风寒，风邪与湿相相合，就形成风湿。比如我

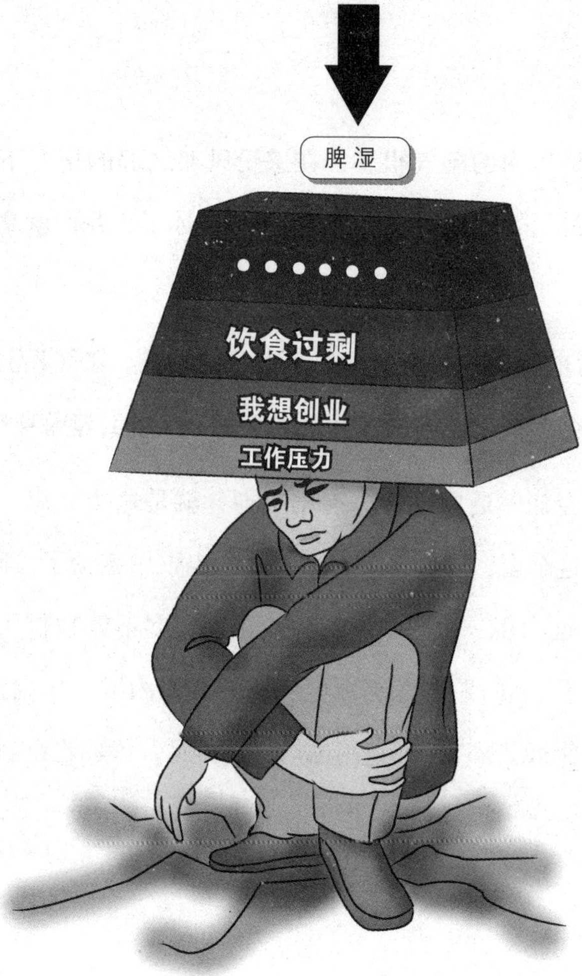

们所说的风湿性关节炎等，在中医上就叫做痹症。天气变化的时候，人的四肢冰凉，或者是有疼痛的感觉，往往是和你体内有湿有关的。

其实，这也很好理解，比如小河沟在冬天来的时候，河水就会

“寒主收引”指的是寒邪侵入人体，容易使阳气收敛，关节牵引作痛。

结冰。如果你体内的湿气很多，在感受风寒之邪的情况下，你的体内也会“结冰”。但是，我不是说你真的结冰了，我们就拿结冰来说这种现象。

寒性的东西有一个特征，寒主收引、凝滞。寒气收引、凝滞在你体内了，会造成你体内的经脉发生堵塞，从而引起周身疼痛。

为什么会痛？通则不痛，痛则不通，就是这个意思。但是，如果体内没有这个湿，外面来什么风寒，你也不用害怕了。因此，《黄帝内经》上这么说：“风雨寒热，不得虚，邪不能独伤人。正气存内，邪不可干。”如果你没有发生疾病的这些内因，体内没有湿气，无论外界有什么“邪”，都不用怕。由此可见，湿邪也是致患的一个重要原因。

葫芦黄酒，化湿保健一招鲜

湿气成邪对人体危害甚大，不要等其发作才来治疗，要提早将湿化掉。葫芦配黄酒化湿法，不管是男女老幼，不论阴虚体质还是内热体质，或是脾湿体质，都可以作为一种养生保健的方法食用。

● 思虑过度的周自齐督军

脾湿应该如何化解？

脾湿、阴虚、内热往往是相合为病。比如说湿热，以冠心病为例，有人一说冠心病，就说“哎呦，这太可怕了”。但实际上，目前很多人都得了冠心病。在中医里面，我们不管它叫冠心病，我们管他叫心痛，或者是真心痛，或者是胸痹。导致冠心病的原因有很多，但有一种是极为常见的，也是在临床上多见的，就是“痰湿淤阻型”。这个痰，不是我们吐的那个痰，而是广义的痰。痰在我们的体内分两种：一种叫有形之痰，我们看得见摸得着的；一种叫无形之痰，就弥漫在人的上、中、下三焦，弥补在你气血周身无处不在的湿气。这个，我们也称之为痰。

体内湿气聚积久了相当危险，要及早化掉，等到发作起来再治疗就很麻烦了。

你具备了这个内在的危险因素，里边有内奸了，在外来条件成熟的情况下，就会痰聚成核。我们可以举个例子，像女性的乳腺结节，也是一种湿：久而久之，聚之为结，聚之为核。痰湿淤阻型冠心病也是这样的，你体内的这些湿多了，时间长了，淤阻在你心脏周边的毛细血管里边，造成大面积的淤阻，就会导致你胸闷、胸憋。实际上，对于这种病的预防，是非常简单的，你平时化湿就可以了。我记得我祖父也给山东的一个名人看过病。就是在上个世纪 20 年代，有一个非常有名的人，叫做周自齐，他曾在山东做过督军。有一回，他在北京，让我祖父帮他看病，我祖父就去了，就是这个病的征兆。他老人家给周自齐开了几副药就好了。

由此可见预防之法是多么重要。你不要等它发作的时候才来治疗，你要把这些湿给化掉。那么周自齐为什么会犯这种病？首先，在饮食上他过剩了。在那个年代，他不愁吃不愁穿，营养过剩就容易聚化成痰，聚化成湿；再加上他需要管理军务、政务，所有事情都加在他身上，导致他思虑过度。思伤脾，那个“物流公司”没有人把他体内把这些东西给搬走，他就出问题了。时间长了，就形成这种心痛的症状，但是还没到真正得冠心病的份儿上。他只是感觉身体很不舒服，那么及时吃药，就好了。由此可见湿对人体造成的危害是多么大。

● 湿气上冲的脑胶质瘤

湿还能造成什么病？比如现在的高死亡病脑胶质瘤，得病几率非常大。在世界医学界，对这个病都没有办法。患者开颅后，可看到里面都是胶质状的，没有办法去把它拉出来，只能用管子去吸，吸完了合上，它还长。这个东西从哪里出来的呢？其实，它就是你身体里的。从中医上来讲，我们认为它是脾的运化功能出问题了。长时间地聚集体内湿气，湿气上冲，与脑、与火、与热、与风、与邪夹杂在一起，它上冲于脑这个部位，就容易形成高死亡症。因为脑的这个部位容易形成这种病变。因此，可见我们化湿是多么重要。

● 葫芦黄酒化湿法

关于化湿，我在这里给大家提供一个小配方。这个配方很简单，不管是男女老幼，无论你是阴虚体质，还是内热体质，或是脾湿体质，都可以作为一种养生保健的方法食用。

我们要先找葫芦。在农村，哪里都能见到这种葫芦。葫芦分为两种，一种是苦的，一种是甜的。我们选那个甜葫芦，因为这种葫

白酒喝多了会伤阴，黄酒则具有补血养颜、活血祛寒、通经活络的功效，常被用作药引和调味品。

芦没有任何毒性。如果有条件，我们就选新鲜的葫芦，不要旧的。找两个葫芦，把其中一个上面那块儿削掉，把里面的瓤想办法摘干净了。之后，把另外一个葫芦洗净、剁碎，把这些碎块倒到那个葫芦里。接下来，买些绍兴的花雕，如果没有花雕买其他特别好的黄酒都可以。把酒倒进去，然后把葫芦盖封住，放在家里的阴凉处，放10天以上再打开。每天晚上临睡觉前倒上一小杯，一两就好，喝前最好温一下。

为什么要与黄酒配呢？从中医上讲，大部分药物基本上都只能入一个经，入两个经，或者说入三个经。但是，《神农百草经》上说，酒是百药之长，可入十二经。你可把酒作为药引子，特别是养人而不伤人的黄酒。葫芦有什么功效呢？它是清水利湿的，能通过酒这个药引子，传遍到你身体的各个经络，把你一身的湿气通过小便的形式带走。因此，这种东西可以作为家庭常用的祛湿秘方。每天晚上临睡觉前可以喝一点，但是记住，不要喝多。因为就酒本身来说，喝多了是会伤人的。

那么这个东西适于什么症状呢？比如说手脚冰凉，或者有关节炎的朋友。当然，这个是不能够治病的，它只是能缓解一些症状。

比如说还有非运动型损伤的腰肩背疼痛，或者胸憋胸闷，小便不利，还有的女性腿水肿，一按就下陷，这些都可以拿葫芦泡黄酒来喝，而且没有任何毒副作用。我们都可以来试一试。

关于测试脾湿，我也搞了一个自测表，大家可以来测一测。

脾湿自测表

体质	特点	
脾湿	肝	
	心	
	脾	食欲减退、便不成形，胃脘痛，四肢厥冷，舌苔黄腻
	肺	
	肾	
说明	饮食过剩，欲望过多，精神压力过大	

阴虚、内热、脾湿三合一疗法

阴虚、内热、脾湿三者往往互相掺杂在一起，都存在于体内。只是可能一个人的内热相对多一点，或者是阴虚相对多一点。年轻人以内热为多见，老年人以肝肾阴虚为多见。较为肥胖的人、爱思虑的人、少运动的人，往往多脾湿。在养生的时候，应该把三者综合起来考虑。

脾湿的症状，主要是食欲减退。如果一个人的心事比较重，就会思虑过度，常常就会吃不下饭。脾湿还有个症状，就是大便不成形；有的人更严重，可能胃脘会有痛感。还有的人经常觉得脑袋昏沉沉的，就像被个湿了的棉被给在裹脑袋上了一样，感觉非常沉。有这种感觉，他就比较困顿，有时候四肢冰凉，一般来说，这就是脾湿的体质了。

但是，这三种表征，阴虚、内热、脾湿，我希望大家把它结合起来共同参考。因为我们身体里都有湿，只是通常有的人湿会多一些，有的人会少一些。阴虚呢，也是我们都会有的，内热也是，只是没有到质变。阴虚、内热、脾湿往往互相掺杂在一起，都存在于体内。只是可能某个人的内热相对多一点，或者是阴虚相对多一点，

淡茶有利于清热，但茶性寒，浓茶喝多了容易伤脾。

大致是这样的规律。年轻人以内热为多见，老年人以肝肾阴虚为多见。较为肥胖的人、爱思虑的人、少运动的人，往往多脾湿。

• 浓茶喝多了不是好事

痰湿、脾湿，现代社会之所以有这么多人有这些病症，主要是跟生活饮食习惯有关系。比如喝淡茶有利于养生，它可以清热；但是浓茶喝多了，就会伤脾，因为茶是寒性的。脾伤了自然会出湿。还有就是因暑贪凉，比如从冰箱里拿出来西瓜就吃，或者倒杯凉啤酒拿过来就喝，同样对脾有伤害。而且，按照春夏秋冬养生来说，夏至日后，一定不要因暑贪凉。

在这里，我给大家几个方子，大家可以试一试，都是比较简单的，用起来效果也非常好。针对肺热，可以炒两个鸡蛋吃。但这个炒鸡蛋的方法比较特别，两个鸡蛋不要用油炒，就是把鸡蛋在碗里搅拌之后，放一点醋，不要放油，也不要放盐，在锅里炒。这就是醋炒鸡蛋。有的人可能说这样没什么咸味，那可以稍微放那么一点点盐，淡淡的就好。这个方子针对清除肺热有很好的效果。

咳嗽、肺热，其实是会喘的。从中医来讲，叫肾主纳气。针对

六神丸已经沿用了两百多年，它的主要功效有清热解毒、止痛消炎。

咳嗽，这里也有个小方子，就是雪梨汁。大家可以在市场上买梨榨汁，再榨萝卜汁、生姜汁；然后，在中药店里买鲜茅根，也榨成汁。之后，用蜂蜜来调，调完之后，每天吃一小羹勺。这个对于止咳平喘有非常好的效果。这些东西本身都是食品，没有任何的副作用。关于量的问题，梨一般用两个；姜要少用一些，切个几片，弄成汁就行了。其余的无所谓，不要特别多就好，蜂蜜则是个调味的东西。

• 巧用六神丸

有的人胃火比较大，而且还会表现在口臭上。因为心火与胃火是共同的，所以也会生疮。但是，还有很重要的一个症状，就是有些人可能会牙龈肿、牙痛。出现这种现象怎么办？我们去药店买一些六神丸。但是，六神丸不是用来吃的。六神丸都是小粒，大家把六神丸搁在一个小碗里边，用勺给它弄碎了，然后用水化了，之后再多加些水。就拿这个六神丸水漱口，对牙痛有奇效。牙疼不算病，疼起来真要命，这个方法缓解牙痛完全没有问题。

• 湿疹也是分种类的

还有就是湿疹，就是刚才我们谈到的脾湿。人的湿气重是致病的内因，湿疹就是首当其冲的。

有的小孩刚出生几个月，哭的时候憋气，一闹就满脸通红，于是疹子很快就出来了。小孩的脾胃功能还没发育健全，只要稍微急躁点儿湿疹就可能会出来。在中医里，这叫做奶癣。对于成年人来说，中医里面是根据湿疹长的部位不同，而有不同的名称，在治疗上也略有差别。比如长在关节上，在胳膊肘上，还有两个腿肘上，叫做四弯风，弯就是弯曲的弯。还有的湿疹长在阴囊处，这个叫做绣球风。这是因为肝胆湿热，由湿热下注而导致的。

针对湿疹，不同的情况治疗方法也是不同的，患者最好到专门的医院遵从医生的指导进行针对性治疗。

第六章

和喜怒——情绪养生

伍子胥能够一夜白头；范进中举，也可以瞬间疯癫。人的喜怒哀乐，都能影响身体健康。若要养生，首先就要想方设法使自己心态平和。然后，再通过一些适当的小方法，来弥补身体上的亏缺，从而让自己的身心更健康。

神奇的五脏体系图

“肝胆相照”这个词，最初说的就是人体五脏之间的关系。老子说“授人以鱼不如授人以渔”，如果能够把这个五脏体系结构图研究好了，掌握了他们彼此间的关系，也就掌握了养生的方法大纲。

这一章，我主要来说说“养生九字诀”中的情绪养生——“和喜怒”。在这之前，充分了解我们的五脏六腑的关系，这对于养生是很关键的。如果我们对五脏六腑构建的方法以及他们之间彼此的联系掌握了，那么应该说我们对于养生就找到了一把很好的钥匙。下面是一幅五脏体系结构图。

下页图表最上边这个横排里面叫五脏，是按照肝、心、脾、肺、肾的序列来划分的。再看这个图表最下边，最下边那排最左边的两个字是“职能”，也许有人会问，这五脏跟职能有什么关系呢？在《黄帝内经》里边将人体的五脏给比拟成社会职务，心是君主之官，肝是将军之官，肺是相辅之官，它是把五脏六腑按照这种社会职务来进行划分，从这个方面我们也可以看出中国文化的独特性。

我们再看这张图表的第二排，这些主要是讲的是五脏的功能。肝

五脏	肝	心	脾	肺	肾
功能	肝主藏血	心主神明	统血运化	肺部主气	肾主藏精
表里	胆	小肠	胃	大肠	膀胱
开窍	目	舌	口	鼻	耳
所主	筋	脉	肌肉	皮	骨
所在	爪	面	唇	毛	发
五情	怒	喜	思	悲	恐
五色	青	赤	黄	白	黑
五声	呼	笑	歌	哭	呻
五季	春	夏	长夏	秋	冬
五气	风	火	湿	燥	寒
五味	酸	苦	甘	辛	咸
五化	生	长	化	收	藏
五位	东	南	中	西	北
职能	将军	君主	仓廪	丞相	作强

的功能是藏血，心的功能是主神明。“心主神明”又是什么意思呢？中医认为人的情智思维是靠心，这与现代医学不同，因为现代医学认

肝和胆是相互依存的，任何一方出了问题都会影响到另一方。

为是脑。比如我们会说一个人工于心计而不会说工于脑计，说一个人心术不正也是从这里来的。有些成语和中国传统文化是有直接关系的，而《黄帝内经》的理论体系实际上也是与中国传统文化有密切关联的，与易学、儒学、道学等是一种同构同序的关系。比如像北京的四合院是按照东、南、西、北、中的方位来排序，而作为我们五脏的排序就是肝、心、脾、肺、肾。接下来就是脾，脾的功能是统血、运化，运化是运化水湿的，也就是说脾的功能是将我们摄入的水谷精华运送到身体需要的部位。而统血如何理解呢？比如说皮下出血症，血液从血管里边渗透出来了，从中医上讲就叫脾部统血功能出问题了。肺则是主一身之气，就是主气的。除了呼吸之气以外，肺可以将这种气体输到我们全身所需要地方里去。肾的功能主要是藏精，当然这个精有两种解释，一个是先天之精，一个是后天之精。先天之精是来源于父母，受命于天地；而后天之精是来源于后天脾胃的生化之源，也就是来源于摄入的营养。这就是五脏的功能。

再看第三排，就是六腑了。有个成语叫肝胆相照，也就是说肝胆相表里，是相互关联的。心与小肠相表里是什么关系呢？比如说这个人心经有热，这种热要下移小肠，那么势必要经过膀胱，所以膀胱经有热，于是在小便的时候可能会感觉到灼热感，这是通过几千年的验证的，所以说心与小肠相表里。再看脾和胃，脾与胃一升一降，脾胃一家。它也是相表里的关系。肺主气，肺与大肠相表里。这个是很有意思的一件事，当然对于现代医学可能是无法理解的。比如说像老人，尤其年岁比较大的人、体弱之人、气虚之人，大便的时候，为什么要攥拳头呢？这就是因为他气虚了。那么对于有些便秘患者，医术不错的中医只要一看就知道这个人便秘，为什么呢？因为患者肺气弱。治疗的方法便是补充肺气，肺气一充足他的大便就通畅了，所以说肺与大肠是一种表里关系。肾与膀胱也是相表里的关系，这个大家都很明白，不言而喻。

刚才我们提到的都是内在的，那么对外又是怎样呢？中医看病是看相，首先看的就是五官。比如肝开窍于目，心开窍于舌，脾开窍于口，肺开窍于鼻，肾开窍于耳，通过五官的变化就可以得知你内脏有何病变。通过这个体系图我们还能看出五脏还主筋脉肌肉皮骨。

现在我们再看情志，情志的变化对五脏的影响也是很大的，也就是人体情绪的变化对五脏的功能有很大的影响。比如常说某个人爱发脾气爱发怒，就说他肝火旺。为什么说肝火？因为怒伤肝。再就是喜伤心，思伤脾，思虑过多了那你就要伤脾。悲伤肺，恐伤肾，这些都

长夏指从立秋到秋分的时段，在这一时期主要应该“防湿”。

是古人通过几千年的经验总结出来的，古人将人体内部的这种五脏六腑之间的关系，乃至于经络与外界自然变化的关系进行了经典的总结。

在这个体系表里还有一个五季，五季就是春夏秋冬四季再加一个长夏。五季也对应着五脏，在哪个季节养哪个部位可以此做参考。还有五气，五气就是风火湿燥寒，这与五脏也是对应关系。再就是有五味，叫酸、苦、甘、辛、咸，这与五脏也是一一对应的。我们再看体系表发现还有五化，五化就是根据自然气候的变化与五脏相对应，比如冬天要藏精养肾就是这个道理。再看五位，用方位来描述五脏的关系。最后就是职能了，用了一个职务的比喻将五脏的关系给描述出来。

通过这个五脏体系结构图，我们可以看出中医构建人体结构，实际上是与情智、与饮食、与外界自然气候变化等有非常大的关系。这其实是一个庞大的体系结构，如果我们把它掌握了，不但是掌握一种五脏与外界的关系，而且实际上还掌握了一种思维模式。当我们掌握之后也就明白了寒伤哪儿，寒伤水。水是什么呢？肾水之脏。

太高兴了也不好，因为中医讲不要过，什么都要有度。作为人，不急是不行的，但是急过了也是不行的，要符合儒家的这种不偏不倚的中庸思想。人太高兴为什么不好，喜伤心。通过这个结构图我们还

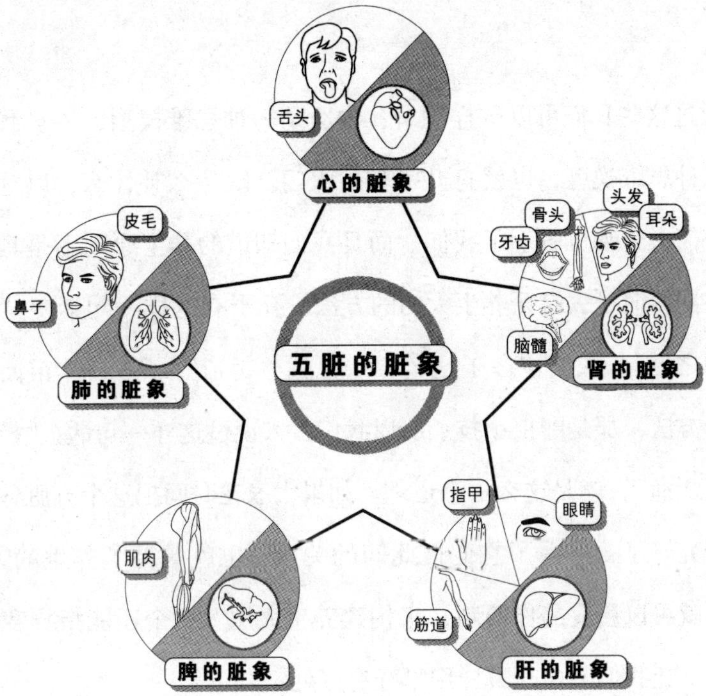

中医认为“五脏藏于内而形见于外”，脏腑与人体器官是相对应的，内脏出现什么问题相应的外部器官就会有相应的反应。

能发现它们彼此之间还有相生相克的关系，比如说水生木，这个大家都能理解。比如说木生火，大家也都能理解。比如说相克，那么金克木，我们肯定是要拿铁器去伐木。这就要求我们将自然属性、地理属性乃至于将天文的这种规律来结合我们的人体，将人体置于天地间构成了这么一个大的五脏模型。

通过这些我们可以这样理解：中医是一种思维模型，一旦我们掌握了这种思维模型，也就打开了养生大门。缺什么补什么，以这种原则，任何人想骗也骗不了我们。而且我们知道的养生原则不是具体的一个方法，而是去打开养生大门的方法。孔子有这样一句话叫“行而上者谓之道”，我们掌握了这个方法也就“得道”了。具体市面上的那些小方法，那是雕虫小技。所以我们古人说过这样一句话：“授之鱼不如授之渔”，就是这么一个道理。如果大家花时间把这个五脏体系结构图研究好了，掌握了它们彼此间的关系，也就掌握了养生的方法。在家里就可以用食品作原料，来构建养生大厦。这个还能指导我们如何消费，让我们明白吃哪样用哪样有好处。

心态平和是养生的基础

伍子胥出昭关，能够一夜白头；《儒林外史》里面范进中举，也能够乐极生悲。由此可见，情绪对一个人健康的影响能够到何种程度。中医理论说，怒伤肝，喜伤心，悲伤脾肺，相生相克。要养生，首先就要做到心态平衡。

● 苏武为何能在西伯利亚坚持 19 年

事实上，情绪变化对人体功能的影响是很大的。大家都知道伍子胥一夜白头的故事。就是中国古代的战国时期，楚王听信谗言，把伍子胥的父兄给杀了，还想杀伍子胥，以绝后患。伍子胥连夜跑出了楚国都城，跑到一个叫做昭关的地方。这个地方在两山对峙之间，前有大江横栏，形势险要，有重兵把守，后面还有追兵，过不去了。他当时的情绪，应该是又气又怒，五味杂陈。后来，他找了一个地方藏起来保住了性命，可是一夜之间头发却白了。由此可见，情绪的变化对人体影响是多么大。

为什么说养生首先要养心呢？也是这个道理。关于情绪对人体的

养生最要养的是“心”，即时刻保持良好的精神状态，这才是克服一切病痛的关键。

影响，还有一些很著名的事例。比如“浩然正气”，很多人都知道苏武牧羊的故事。北海那地方就是在现在俄罗斯的贝加尔湖一带，在那么恶劣的生活条件下，苏武坚持了19年。是什么力量支持他一直等到回到汉朝呢？孟子就称这种精神力量为浩然正气。所以，精神因素对人的健康是至关重要的。

在临床实践中，我们也见过许多人被吓死的病例。有的人在检查身体的时候，被误诊为肺癌，还到了晚期四级。因为听说他有肺癌，而且现在是肺腺癌，晚期四级，这人本来180多斤，逐渐就瘦了下来，瘦到110斤。后来，又做了检查，确诊是错了。这么恢复了一个多月，他的体重又上来了。这说明什么？就是不论遇到什么都要使得自己的心态平和。而这又靠谁呢？一定是靠你自己，我们管这个叫做叫己和。外，与朋友相和，与父母相和，与兄弟姐妹相和，与自己的伴侣来相和；内，与自己的心和。这样才能够达到一个和谐的状态。

还有另外一个故事，说是古时候有个老农，家里一直很穷，过着面朝黄土背朝天的日子。他的儿子经过了多年的努力，终于考上状元做了大官。老农自然是高兴得不得了，可谁知这一高兴一笑不要紧，却一发不可收拾，怎么也停不下来了。儿子知道后非常着急，慌忙去

苏武牧羊

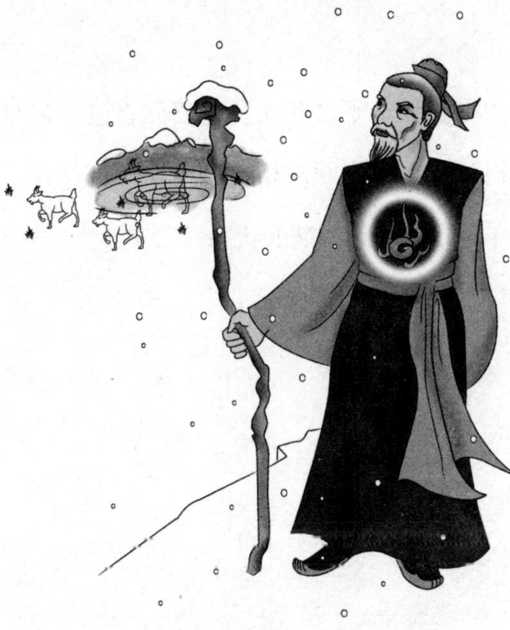

精神状态非常重要。孟子说“我善养吾浩然之气”，一个人首先要能够保持自己的精神状态良好，有坚定的信念，这是治病养生的第一步，也是最关键的一步。

找太医求药治病。太医出了一个方子，但不是药方而是一封信，信上写了几个字，让这个儿子托人送回家了。老农打开一看发现信里内容是告诉他儿子在京城意外死了，老农这一看可不得了了，悲痛就不用形容了，大哭、大悲，结果病就好了。等平静下来，儿子又回到家中告诉其真相，将老父亲接到了京城。

由此可见，大悲大喜对身体影响都很大。因此，在日常生活中，我们要努力让自己的心态处于平缓状态。这要靠自己，就是己和。你自己与自己的心态相和，在外与朋友相和，在家与父母兄弟、伴侣相和，做到心和。这样，才能达到和谐的状态。

情绪也会牵动你的五脏

林黛玉之所以会得肺结核，主要是因为悲伤过度伤肺导致的；范进中举后突然发疯是因为痰迷心窍；“吓得尿裤子”则是惊恐伤肾造成的。喜、怒、悲、忧、恐，这五种情绪分别会对人体五脏产生影响，而人体五脏之间也是相生相克的关系。

《黄帝内经》中有记载：“人有五脏化五气，以生喜、怒、悲、忧、恐。”情绪变化对人体脏腑功能有重要的影响。那么，五志对五脏的影响有哪些呢？

● 怒伤肝——小心您的心脑血管

我们一定要牢牢记住，五志对应五脏。过怒了就会伤肝。肝被伤，就会引起一系列疾病像肝淤、两肋胀痛等。我小的时候背过一首诗，内容是这样的：

离火在天为电，
震雷引以为鞭。
心怒撼动将军官，
气结肋间不散。

它是用八卦的方位来编的这首诗。如果人发怒的话，既会伤心，也会伤肝。其主要表现的症状就是气结肋间不散，两肋胀痛。心脑血管疾病的发生，主要还是暴怒引起的。气血上冲于脑，老年人血管硬化，血液黏稠度高，那么，脑血管意外自然就发生了。

• 喜伤心——千万别学范进那傻样

事实上，有一句成语可以很好地诠释这句话，那就是乐极生悲。无论是什么事情，总不要太过分，不然就容易产生相反的效果。上中学的时候，我们读过一篇文章，叫做《范进中举》，就是乐得过分了，加上体内有疾病发生的内因导致情志失常。范进的那种情志失常，从中医上来讲，就是痰火上扬，也就是痰迷心窍。我也听说过挣钱挣多了的人，高兴过度犯心脏病死了。钱这东西，生不带来死不带去，也没必要过于看重。人不能张狂，应该是平和的才好。

• 悲伤肺——原来林黛玉是肺结核患者

悲伤肺是古人总结出来的经验。最有代表性的，就是《红楼梦》里的林黛玉。曹雪芹笔下的林黛玉是一个悲剧人物，她除了思虑之外，还没事儿就悲悲切切的。可能她天生就是这样的人。而曹雪芹在书里给她吃的是什么药呢？天王补心丹。她肺气弱，一看就是虚劳的症状。按照今天的判断，她肯定就是肺结核。

• 忧伤脾——思虑过多不好受

人要是过分思虑，过分计较，就会导致脾湿运化。在现实生活中，一个人要是脑子里有事，思虑过度、茶不思饭不想，时间长了就会伤脾。这也是前人已经总结出来的经验。

• 恐伤肾——“吓得尿裤子”

还有个现象，比如儿童受到惊吓，就会尿尿。有的人，看到什么令人害怕的事情，比如目击车祸，就觉得自己腰不舒服，很紧张。他在以后遇到紧急事情的时候，就有可能腰难受。这就是惊恐伤肾。

• 五脏六腑——牵一发而动全身

在日常生活中，我们要对这五志有一个客观的认识，尽可能地做到相对平衡。绝对的心态平衡是没有的，但是，我们可以努力去做。

《黄帝内经》中说道：“悲哀愁忧则心动，心动则五脏六腑皆

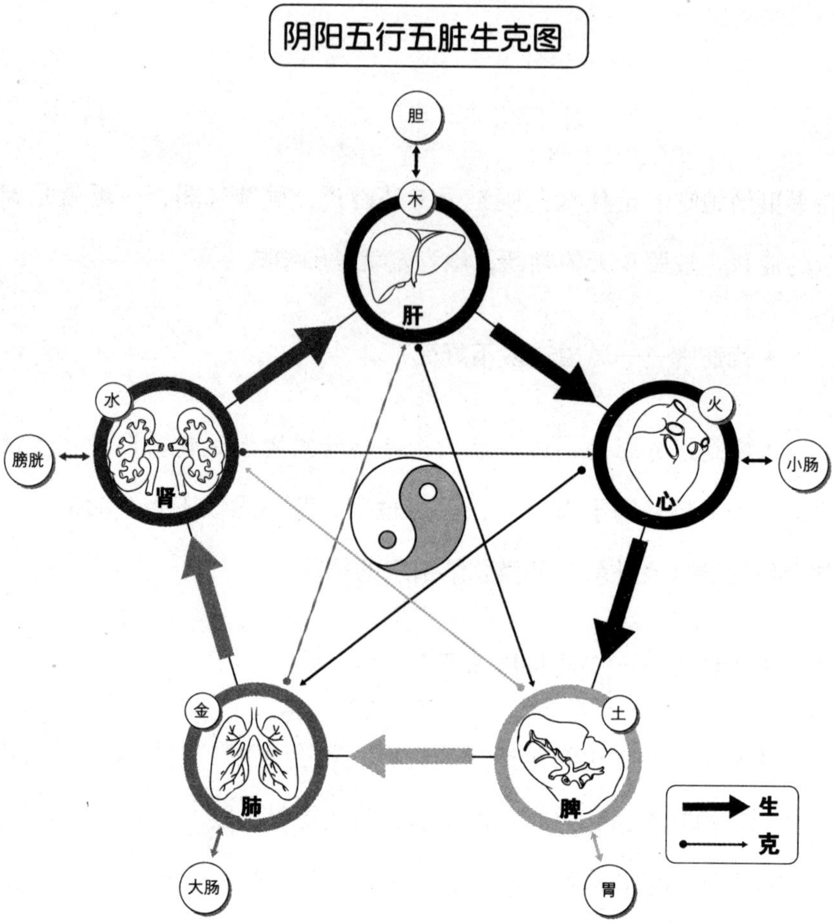

人的五脏对应阴阳五行，它们之间的相生相克，直接影响到人体的健康。

摇。”治疗由于情绪引起的人体脏腑功能失调等症状，应合理利用脏腑之间相生相克的原理。那么，人体五脏六腑之间相生相克的关系表现在哪些方面呢？

五脏之间的相生相克关系比较复杂。比如肝淤了，肝火旺了，同样会伤到脾。这是相克的关系。因此，在医书里面有这样的一句话：见肝之病，知肝传脾。就是我们一看病，知道是肝上的问题，那么在治疗的时候，也许先不治肝，先补脾，以断绝病从肝往脾这方面发展。这就是相生，通过补脾来抑制肝病的发展。因此，相生相克这种原理，我们要辨证的来看待。

滋阴化浊的小方法

炖点鲫鱼萝卜汤，在养生效果上它并不比鱼翅鲍鱼差；泡一杯新鲜绿茶，闻一闻就能带走全天的烦恼……我们可以用这些小方法，来调节因情绪引起的人体脏腑功能失调。

针对情绪引起的人体脏腑功能失调，我们应该采用怎样的食疗方法呢？

●鲫鱼萝卜汤，也不差过鱼翅鲍鱼

肝肾阴虚的人可以吃点木耳，也可以吃鱼翅、鲍鱼什么的，当然这是有钱人吃的。没什么钱的普通人，就可以喝点蛤蜊汤，以滋阴的东西为主。吃一些鱼类的、水里的东西，或是弄点鸭汤都很好。但是注意不要喝鸡汤，鸡汤是补的，鸭汤寒凉。

大家可以通过一个食疗的小方法，来调养身体，就是吃鲫鱼萝卜汤。

鲫鱼跟所有鱼都不一样，只有鲫鱼是入脾经的，是补脾的。而萝卜是顺气的。脾胃是升降的关系，脾主升，胃主降，一升一降，

茶不仅可以喝，单就是茶叶挥发出来的香味也能清心降浊。

就能够完成升降出入的平衡。所以，《黄帝内经》上的“出入废则神机化灭，升降息则气立孤危”就说得非常清楚。你升得太过也不行，降得太过也不行。像脾湿脾虚、肠胃消化不好的人，鲫鱼萝卜汤就是一个很好的食疗方法了。

● 绿茶闻一闻，全天烦恼消

我还有一个方法，大家也可以来试验一下。我每天工作很忙，回家也很累。我是怎么让自己的心态处于一个平衡的状态的呢？其实说起来，这个窍门谁都会。

我们可以买一些好茶叶，最好是新鲜的绿茶。晚上劳累了一天，到家了之后，刷干净一个玻璃杯沏绿茶，最好要浓一点。你要慢慢感受沏绿茶的过程，沏完之后，也先不要喝。大晚上沏这么浓的茶，喝了也睡不着觉，对身体还不好。沏完了之后，你去闻味道。把水倒掉，留着里面绿绿的一些茶叶，你就在那儿看。很美啊，尤其是好茶叶。你一闻茶香就飘起来了，就能带走一天的疲劳和一天的烦恼。你那烦恼也好，浊气也好，就都消散了。

看我说得这么神奇，真的有效吗？你也可以试一试。只是你要坚持，享受这个沏茶的过程、品茶的乐趣，通过你的眼睛，用你的鼻子去闻一闻，一定能消散你心中的烦闷。这也是使你的情绪达到和谐状态的一个小窍门。

• 太极养生桩，升清降浊的最简绝招

我这里还有一个方法，不过就是略微难一些。其实，就是太极拳的一个养生桩法。但是，这个养生桩的内涵，就像老子所说的："载营魄抱一"，实际上，就是抱元守一。方法简单得很，就是往那儿一站，两脚与肩同宽，两手在胸前抱圆。站多久呢？直到你的两只手酸了，你就放下来。当你坐在椅子上的时候，也可以这样做。这样，就能将你的神气收归到你的体内。

我还有一个方法，那就是打太极拳。将大自然的清新之气，通过太极拳的锻炼方法引入体内，把体内的浊气通过两脚来排出去，从而达到升清降浊的作用。

• 荷叶佩兰汤，助您平阴阳

在夏秋之交的时候，人容易烦躁。因为夏秋之交的空气比较潮湿，我们要使自己的心情达到相对平衡的状态。暑湿之气使人比较

烦闷，人的阴阳之气受影响就会不平衡。人发脾气的时候，心情不好的时候，一定是气血上扬的。那么，我们可以采取一些方法来化掉体内的浊气，以御四时不正之气。

这个方法是这样的：用一些鲜荷叶、鲜佩兰、鲜薄荷、鲜生地、鲜藿香，各 15 克。把这些东西用豆包布给包上，搁在水里煮 15 分钟。喝这个水，这样就可以达到化解浊气、平衡阴阳的效果。

第七章

节饮食——饮食养生

我们的日常饮食看似简单，但是稍不注意，极有可能给我们带来很多隐患。尤其是老人和小孩这两个特殊群体，有的甚至因为饮食不当而丧命。所以我们要注意饮食，包括饮食的时间还有食物的搭配，这些针对不同体质、不同年龄段的人都会有所不同。

小心饮食，它可能随时要了你的命

饮食是生存的基础。但一个很平常的饮食不当对婴幼儿是相当危险的，同时对老年人也是如此，一老一小，如果说这两头在饮食方面不注意的话，它引起的后果将会是一个连锁的反应，会产生很严重的后果甚至丧命。

● 痢疾死得了人吗

有一个地方，有个小孩在出生当月就因为饮食不当导致腹泻，在医院诊断为有疟疾，也就是痢疾。但是经过化验患者没有炎症也没有细菌感染，于是这个孩子继续在医院治疗，医生给他用了大量的抗生素，结果病不但没治好反而死亡了。这就成了一件怪事，大家一时间都不知道死因是什么，更闹不清楚这个孩子是什么病。其实按中医讲，这是因为小孩他的脾胃功能非常弱，饮食不当就导致了他这种脾虚的腹泻。腹泻这种病对于我们青壮年来讲也许不算什么，但是对于一个婴儿是非常严重的。用大量的抗生素其实是误治，因为大量抗生素的使用使得婴儿整个肠道系统里面的有益菌被破坏，这使得婴儿脱水最终导致死亡。

小孩和老人的脾胃功能都很弱，因此尤其要注意这两类人的饮食。

通过这个案例表明，一个很平常的饮食不当对婴幼儿是相当危险的。同时对老年人也是如此，一老一小，如果说这两头在饮食方面不注意的话，它引起的后果将会是一个连锁的反应，会产生不可估量的后果乃至丧命。

• 四气五味是什么

四气五味是中医研究药物药性的一套理论。它通过对药物寒、热、温、凉的药性和酸、甘、辛、苦、咸的药味，来分析药物的作用特性。

饮食不当可以导致内伤，内伤主要伤中焦脾胃，也就是伤害脾胃功能，同时也能使心脏出现问题。那么什么是合理的饮食呢？这就是饮食养生了。从中医上讲，我们讲四气五味。四气指的是寒热温凉，任何食物它跑不出去寒热温凉这四个字；五味就是酸苦甘辛咸，这五味入五脏是一个动态的平衡，也就是相对的一个平衡状态。任何一味用过了，这个平衡系统就会打破，也就会生病。

物性不同，一支莲藕竟有四重功效

温热寒凉，每一种食物都有它不同的特性。即使同一株植物的不同部分，也可能因为生长条件不同而物性各异，因而我们对它的使用方法也会不同。

我们在饮食养生上，要采用“节饮食”的策略。对于“节饮食”，大家一定要走出一个误区，以为“节饮食”就是单纯的少吃或者不吃，这肯定是不对的。“节饮食”是指在食品寒热温凉上边根据每个人体质特征进行有针对性的选择。可以这样举个例子来理解：大家都知道中药里边有先煎有后下的，像荷叶、桑叶、菊花这类东西，如果煎煮的时间长了它里边的这种芳香之气就没有了。通过研究表明，这类植物里边含有很多挥发物质，煎煮的时间长了这些挥发物质自然也就挥发掉了。而对于先煎的东西，如果煎煮的时间短，里面的有效成分也出不了，所以要煎煮的时间长一些。换言之，我们如果把中药放到蒸锅里面蒸，它肯定是出不来煎煮的效果的。蒸和煎是不一样的。

在饮食上同样是这个道理，一些东西，比如馒头，它一定是蒸

荷叶自古以来就是瘦身的良药，利用荷叶茶减肥要注意两点：第一，必须是浓茶；第二，最好是饭前空腹饮用。

出来的而不是煮出来的；而粥则是熬出来的。所以从古到今在饮食上的一些做法是否科学，我们如何去掌握这种正确的煎炒烹炸，如何能有效地来保留住这些物品里的有效成分，了解这些对于我们的健康无疑是有很大帮助的。

比如说莲藕，它部分不同其功效也不一样。荷叶，具有宣发的作用。它是从水里边长出来的，长到水面它才展开生长，接着会漂浮在水面上，这就决定了它有种所谓的“宣泄”作用。于是我们可以用荷叶来清暑利气，宣发肺热，清除废物。而荷梗它有什么作用

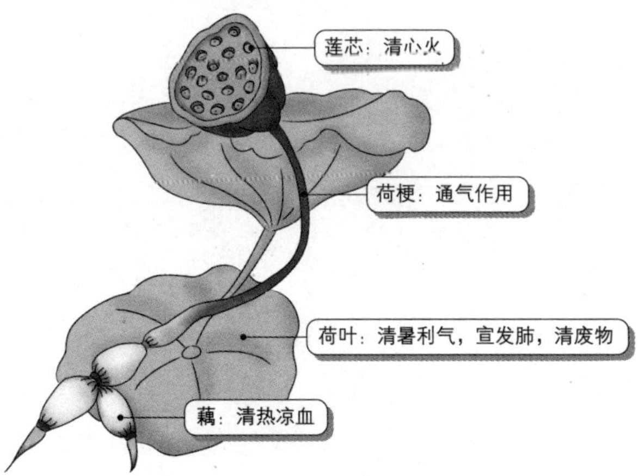

同一个东西，由于各部分生长环境和情况不一样，它的特性也是不同的，从而所产生的功效也会不一样。

呢？荷梗有通气的作用。接着荷梗的下部又是什么？是藕，藕的作用是清热凉血。到了莲子心则是清心火的了。

通过这一株植物我们就应该认识到自然界的这种物象：每一个物种它因为所处的环境不同，即使是同一株植物，它不同部位的功效也是不同的。

节制饮食，很多病是吃出来的

有句话叫“祸从口出，病从口入”。饮食不洁或寒热并进容易导致肠胃疾病，暴饮暴食更容易导致胃功能失调。但是饮食得当，充分利用食物本身升降沉浮的特性，也能够调整、保持人体肺腑的平衡。

● 急慢性肠胃炎都是吃出来的

说到节饮食，我们就应该知道有这样一句话：“祸从口出，病从口入。”饮食内伤直接导致的疾病是肠胃系统疾病。比如夏秋之际暑湿比较重，往往容易产生急慢性的肠胃炎，而急性肠胃炎最根本的原因就是饮食不洁或者是寒热并进。那么什么是“寒热并进”？我们可以这样理解，一个人左手拿着热馒头，右手拿着冰棍，一寒一热一起吃进去了，这就是寒热并进。这样也能导致脾胃的升降功能出现问题，从而发生急慢性肠胃炎。

再一种就是暴饮暴食，见了可口的东西就拼命地吃，没有节制。脾胃是承受不了过多热量的，这样就容易造成肠道或脾胃系统功能

中医的霍乱主要指有严重吐泻的病症，包含传染性、非传染性的霍乱，也包含肠胃不调等病症。

的紊乱。临床表现以吐、泻、腹胀等等为主，但主要还是在于腹泻，这就是急性肠胃炎。

在中医里边是没有急性肠胃炎这个词的，中医根据急性肠胃炎的这些症状把它给归类在霍乱。当然，这个霍乱并非传染性霍乱，是属于肠道性的霍乱。我们需要清楚的是，中医的霍乱是广泛的，但是也包含西医里面的传染性霍乱。

暴饮暴食还会引发什么样的疾病呢？肥甘厚味吃多了，这些东西足以化热化火，化热化火的话，就会热灼胃阴，也就是能够把胃黏膜损坏导致胃十二指肠溃疡。在中医里边我们不叫胃十二指肠溃疡，我们管它叫胃脘痛。胃脘痛所表现的症状虽然说与急慢性肠胃炎有相近之处，但是它的根本的区别还是不一样的，急慢性肠胃炎主要是饮食不洁或寒热并进，而胃脘痛是热灼胃阴而导致的脾胃功能失调。

• 治疗高血压非得用化学降压

《黄帝内经》中说："出入废则神机化灭，升降息则气立孤危。"就是说人体脏腑气血只有升降出入功能正常，才能保持人体正常的生理功能，否则就会气立孤危，神机化灭。在生活中，大家还需要知道一点，就是食物和中药还有一个作用，那就是有升降沉浮的作用。比如对于血压高，我们通过一些药物可以使得血压降下来，但不是用化学降压法，而是通过药物本身所带有的沉降作用。相对应的，有些药物它就有生发的作用。

这样一来我们可以明白了，对于食物而言光谈营养是不够的，我们还要清楚食物里面含有什么营养，还要去汲取这种升降沉浮，这样才能真正明白食物的作用，也能符合我们中国的传统饮食文化。

春夏养阳，秋冬养阴

天地分四时，地域分南北，我们在养生的时候，也应该根据地域和季节的不同，相应做出调整。像冬天就一定得补、羊肉适合冬天吃等等这些观念都是有问题的。

● 诸葛亮的困惑

三国时期，孟获经常去骚扰蜀地边界。诸葛亮为平定边界便想彻底地把孟获征服，诚心诚意收服他，于是便有了七擒七放。在这个过程中，有一天，蜀兵在过一道河的时候一下有 1/3 的人全病倒了，出现上吐下泻的症状。这个病到底是什么病连诸葛亮都搞不清楚，于是整个部队陷入了恐慌之中。

从中医理论上来看，这件事肯定是和饮食有关了。但这不是最重要的，最重要的是当时气候正处于暑季。中医认为夏至之前是夏，夏至之后为暑，暑季处于夏秋之间，正是季节转换的时候。此时，暑天主要是以湿作为一种主气，而这种湿是地上的湿气往上蒸腾，而暑气又往下逼迫，于是暑湿相交在天地间形成了一种气，这就是

其实，早在两千多年前中医就提出了体质学说，主张治病、养生应该根据人的年龄、性别、环境造成的差异，有针对性的治疗、补养。

戾气。这些士兵正是被戾气所伤。

这种不干净的气如果伤人的话，所产生的症状表现为上吐下泻。但是为什么有2/3的蜀兵没有患病呢？原因就是他们的身体内没有“湿”，没有来导致他产生肠道系统疾病的内因，由此可见饮食在这方面是非常重要的。如果饮食不当不仅仅会直接导致疾病的发生，而且还会在体内留下一个隐患，这个隐患叫做郁热伏气。

那什么是郁热伏气呢？我们摄入的食物进入体内后，可能会过寒过冷又没有将其化掉，久而久之在体内就形成了一种郁热伏气的状况。按照中医的体质学说，我们把它叫阴虚、内热、脾湿体质。可能这三种因素在身体里边都存在，那么这种郁热伏气，一旦天气发生变化，外因它就会通过内因起作用，从而引发疾病。

《黄帝内经》中说：“小骨弱肉者，善病寒热；粗理而肉不坚者，善病痹。”这是中医有关体质学说的较早记载。那么，结合人体年龄、性别、生活环境等因素造成的体质差异，我们该如何搭配饮食结构，以达到养生的目的呢？

在日常饮食中，我们还要注意量的多少与寒热温凉搭配问题，要有一些科学性的、指导性的东西，而这些指导性的东西就是要结

现实生活中，因为各人情况不同，阴虚、内热、脾湿三者往往是掺杂一起存在于人体的。

合我们个人的体质去做。如果一个人属于内热体质，原则上应该以清热类的食物为主。当然有人属于湿重体质，体内湿气较重，那就应该以化湿类的食物为主，比如瓜类就是很好的食物，基本上瓜类它都有化湿的作用，如冬瓜、绿豆汤等，这些都有渗湿利窍的作用。还有人既不是湿气重的体质也不是内热体质，而是阴虚体质，那么就应该以滋阴类的食品为主。这就是关于体质比较基本的饮食原则。

但是在现实生活中，阴虚、内热、脾湿三者往往是掺杂一起存在于体内的，这时候我们又该怎么办呢？我们从年龄上可以做一个一般规律上的推断。一般而言，30 岁以下的年轻人如果是内热性的，那么基本上他不存在阴虚的这种情况，偶然的阴虚，那是暂时的，所以年轻人在饮食上多吃一点没关系的，可以适当地吃一些清热类的食物。40 岁到 60 岁之间的人，可能会出现属于阴虚内热型的这种体质，因此在食物的选择上应该是既有清热类的东西又有滋阴类的东西。而 60 以上的老年人，应该以滋阴类的东西为主。

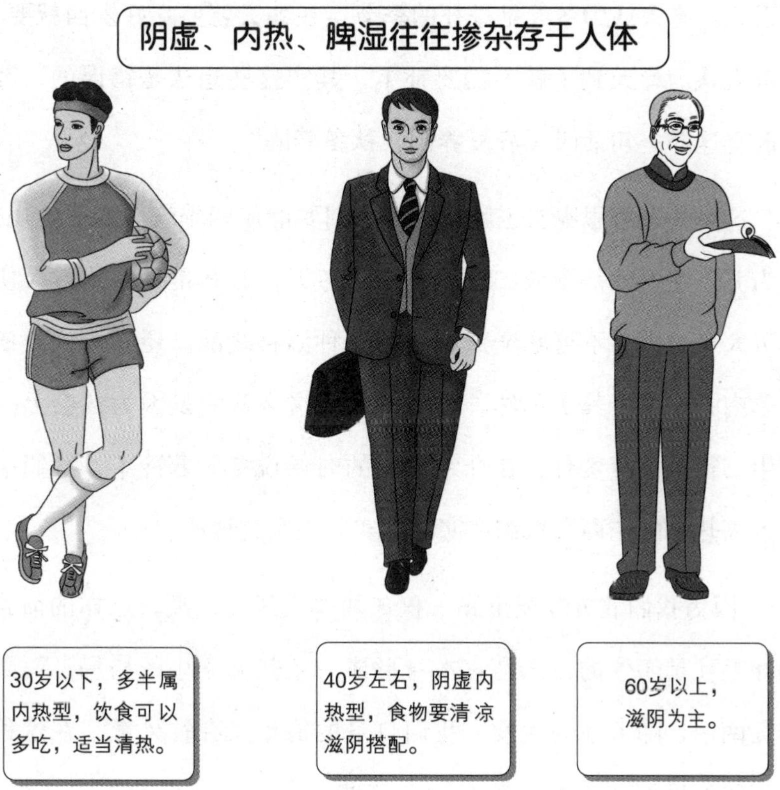

• **春夏更需要进补**

作为饮食养生，并不是要说我们每天吃多少就是一个标准，因为怎么吃还需要和季节挂起钩来。这是一个重要的因素，要做到因时而食，方能做到身体健康。谈到四季饮食，首先要给大家清除几

通常认为“冬天应该进补”的说法是错误的。反而在春夏两季我们因为自身能量外散，应该多加进补。冬天应尽量吃素。

个误区：有人认为冬天是进补的季节，在冬天就要吃好东西就要补，也有人认为春天到了就不需要补了，其实这些想法是错误的，因为中医有这样一句话叫“春夏养阳，秋冬养阴”。

这是什么意思呢？也就是告诉我们要顺应四季气候变化的规律。作为养，主要就是顺应的意思。因此冬天，尤其是我们北方人切切不可大鱼大肉，不可吃辛辣刺激的这种温补之品。还有人认为冬天吃羊肉是好事，其实不然。之所以大家这么认为是因为社会上一些养生书籍很不负责任，在介绍养生的时候说冬天寒冷了，我们应该吃点高热量的东西来抵御严寒。其实并不是这样的。

因为我们北方气候干燥，秋冬两季是风沙之期，这样的话我们的汗毛孔是闭住的，于是它本身形成一个热淤于中的格局；而到了春夏两季，随天地的生发，我们自身的能量又在往外散，在这种情况下我们反而要进补一些东西。这些并不需要完全照书本去做的，因为都是很平常的道理。其实我们还应该按照体质来做，冬天要吃素，而春夏两季往往吃点荤腥。《黄帝内经》中说，“春生，夏长，秋收，冬藏。”我们应该根据不同的季节选择不同的养生方法。

- **教您简易化湿邪**

饮食不当会引起很多疾病，但是这些疾病往往都是因为脾胃失调导致的。从中医里边讲，胃以降为和，胃气是降。那么脾则是以健为和，就是以健运作为一个常态。因此，脾不健运或者说胃气不降，就会导致脾胃功能出现问题。

无论何种原因导致的这些问题，最容易形成的就是一种湿邪，困阻中焦。湿这个东西，它的性质是黏，很容易固化在里边，这是它的一个特征。在这个位置一旦形成湿邪之后，运化肯定会出现问题，也就会感到不舒服甚至生病。因此我们要注意用饮食来化湿，用芳香的东西来化湿，因为芳香是开窍的。如果不给它化掉的话，脾胃的升降出入会发生问题，形成中医上讲的中焦脾湿不化，继而影响全身，会导致胃胀、胃痛不舒服。但是上医院去查又查不出任何疾病，因为这时候还没形成病。

这里有一个处方：生赭12克，旋复花12克，橘子络核各15克，法半夏10克，云茯苓30克，香附米10克，紫苏梗5克，炒枳壳10克，莱菔子10克，全瓜蒌30克，六神曲10克，白蔻5克，霍石斛

霍石斛是常用中药，《神农本草经》中就有记载，主要作用是养胃生津、滋阴清热。安徽霍山所产的霍山石斛最为有名。

15 克。当遇到上述情况时可以在医生指导下，根据这个处方来抓药调理一下，这个方子没有任何副作用。针对中焦脾湿不化、消化不良导致的问题，这还可以作为一个常用的基本方法。

在这个方子里需要说明的是有几样东西。首先是霍石斛，它主要是滋胃阴的，但在生活中，如果生活条件好一点的人可以买霍石斛，单独的拿出来，针对胃阴不足的人日常饮用。那什么人适合于把霍石斛单拿出来喝呢？一是老年人，老年人往往胃阴不足，所以我们可以用它来固化胃阴；再就是长期的喝酒的人，热灼胃阴，长期喝酒很有可能发生胃溃疡，可以将霍石斛这个东西作为茶饮来喝。再就是还有一个茯苓，茯苓它是健脾化湿的，所以这个东西在日常生活中我们可以来采纳一下。

- **一年四季怎么吃**

作为饮食，我们都想吃的科学，吃的有讲究。于是一年四季该吃什么，就成为我们大家关心的话题。

春夏两季适合吃什么呢？我们首先要来了解一下春天和夏天是什么季节。春天是生发的季节，夏天是生长的季节。那么原则上春

夏天虽热，但阴气在里、阳气在表，内脏反而是冷的，因此要吃姜暖胃；冬天虽冷，但阳气内收，反而要清胃火多吃萝卜。

天我们可以吃一些有利于我们肌体生发的食物。一般生发的食品是属于阳性食品，也就是说像热性食品。我一直纠正冬天吃羊肉是好事就是因为这个原因。反而春天这个时候适当的吃羊肉是好的，因为能够取羊肉的这种辛温、热性的属性来激发体内的生发之气。

夏天是生长的季节，同样我们可以采取一些进补的手段。为什么这样讲呢？因为到了夏天人体的能量是向外宣泄的，既然向外宣泄，我们就要适当地来补充能量，以达到人身体阴阳结构的平衡。

到了冬天，对于居住于北方的人而言，则不能进补。原因在前文已经阐述过，就是因为到了冬天，我们寒闭于外、热淤于中，实际上形成了一个内热的体质，也就是热火相加之体。如果这时候再吃肥甘厚味，吃高热量的食品的话，无异于火上浇油。所以说，冬天吃羊肉的习惯得改改了。民间谚语有“冬吃萝卜夏吃姜”之说，这不是没有道理的。

以上是我们总结的一个一般规律饮食养生原则，这种饮食上的原则不是绝对的，大家不要拘泥于此。为什么呢？如果针对的是一个患者，他本身就已经生病了，那体内的肌体的阴阳平衡是被打乱的。所以对于疾病患者要根据他当时实际的身体状况来决定如何饮

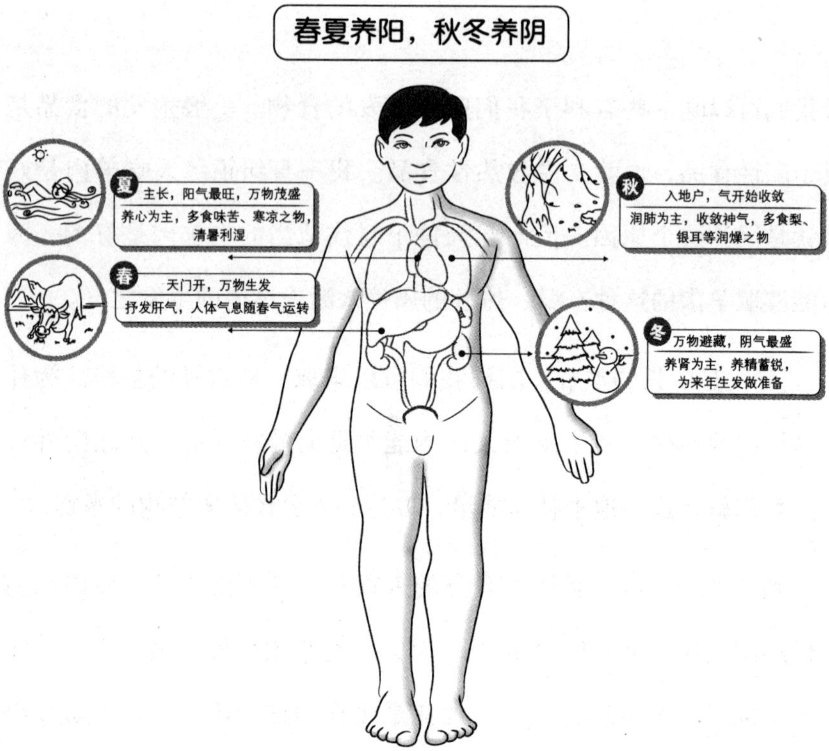

食。以中医的一种原则，就是热者寒之、寒者热之、实者清之、虚者补之的总原则，并且根据病人的具体情况，因人而异，这就是要采取辨证施治了。

● 孝顺父母别盲目

养生保健应该遵循因人因时制宜的原则。那么，针对不同的年

中年人因为要追求事业而奋斗，精血大量耗散，大多属于虚亏，因此需要进补；但是老年人则多为肝肾阴虚，虚不受补。

龄层次、不同的体质，应该分别采用怎样的饮食养生方法呢？

对于人而言，都有年龄上的不同。一般将其分为三个年龄段：青少年人、中年人、老年人。根据青少年、中年、老年人身体体质的基本特征来选择适合个人的饮食是基本要求。

青少年人一般而言其身体的状况是非常好的，如果他上火也是实火。所以青少年的饮食结构营养要均衡，只有这样才能够在他的生长的过程中方方面面都顾及到。

对于中年人就有不同的要求了，我们要根据中年人本身的特点来分。因为中年人中有很多成功人士，通过几十年的奋斗，事业上也成功了。这种人可以说是耗散了很多精血，那么按照他这个年龄的体质，一般而言是属于虚亏，这样就可以采取一些进补的方法。当然这并不是说，不是成功人士的人就不需要进补，还是那句话，就是要视自身情况而定。

对于老年人而言，其体质特征大多属于肝肾阴虚体质。比如头晕、眼花、耳鸣、腰腿酸痛、失眠、便秘等，基本上就是这些症状，这些症状说明这是肝肾阴虚的表现。这些老年人是虚不受补的，也就是说不能够轻易地去补的。

有些做儿女的非常孝顺，对父母非常的好，但在老年人养生方面缺乏知识，不管三七二十一，见什么好买什么。冬虫夏草好，灵芝也好，都买，其实这是错误的。有一位朋友的母亲失眠非常厉害，但是吃的很好，原因怎么也找不到。其实是怎么回事呢？就是因为他给母亲买的补品太多太过，有的甚至是托朋友在国外买来的。孝心难能可贵，但是好心未必办好事。所以老年人切忌乱补，这是对于老年人的在饮食上的一个养生原则。

在节饮食方面，还有一个重要的原则就是要根据自己的体质选择食品，这也是我们经常提到的。如果是阴虚体质的，那么就应该以滋阴为主；如果是内热体质的，那么就应该以清热为主；如果是脾湿体质的或者说痰湿体质的，那么就要应该以化湿为主。

近年来，我们可以看到在预防冠心病的宣传中，大力提倡多吃富含不饱和脂肪酸的食物。于是很多家庭便准备了坚果，如杏仁、核桃、腰果以及瓜子等等。甚至连家中平素使用的油也换成了玉米油、橄榄油等植物油，可谓预防要从细节做起。其实这也不为过，但也存在一些问题。

诚然，我们看到了不饱和脂肪酸对预防冠心病的作用，但是，倘若大量食用不饱和脂肪酸的食物，也会带来副作用。这是因为不饱和脂肪酸性质较活泼，在体内容易代谢产生脂质过氧化物，而这类物质容易引起细胞突变，进而有引发癌症和加快组织衰老的可能。

应该说吃不饱和脂肪酸的食物，对于预防冠心病有一定作用。但按照中医对冠心病的理解，冠心病属于中医之“心痛”、“真心痛”、“胸痹”范畴。至于其病因，现代医学以为是由心肌缺血引起，中医学也有类似记载。然而临床中不止如此，按中医辨证，当存在气血两虚、气滞血淤、阴虚阳亢、湿痰淤阻和心阳衰竭五类。只不过阴虚阳亢和湿痰淤阻为冠心病初期常见类型，阴虚阳亢型体质人群应该多吃些滋阴类的食物。湿痰淤阻型体质人群体型大多偏胖，建议增加运动，饮食可经常吃一些健脾化湿的食物。

水果也是可以养生的

和食物一样，水果也有它自己的性、色及味，不同的水果有不同的功效。了解这些后，你完全可以根据自己的实际情况有选择地吃水果。这样你才会避开对你不利的水果，吃得更加安心，更加健康。

● 水果有五性，温热寒凉平不同

“寒、凉、平、温、热”即水果的五性。五性的分类，可以让您更明显地针对自己的体质来选择食用不同品性的水果。如果您属于寒性体质，就不适合吃太多寒性的水果，否则只会“雪上加霜”，导致身体不适，同时也违背了水果健康养生的本意。

寒、凉性

寒、凉性水果可以起到清热去火、润肺除燥的功效，食用后会使人体的能量代谢率降低，促进热量下降。适用于热性体质及热性症状者食用。

寒、凉性水果包括：甜瓜、西瓜、柿子、香蕉、椰子、草莓、

枣树全身是宝：枣根能够行气活血；树皮有消炎、止泻、止血的功效；而枣果则能够补中益气，养血安神。

梨、枇杷等。

温、热性

温、热性水果可以祛寒补虚、消除寒症，增加人体热量，促进人体的能量代谢。适用寒性体质、寒性症状者食用。

温、热性水果包括：杨梅、石榴、桃子、芒果、龙眼、荔枝、大枣等。

平性

平性水果能够开胃健脾、补虚强肾，并且易于消化，适合于任何体质的人食用，身强体健者还可长期食用。

平性水果包括：葡萄、苹果、柠檬、橄榄、菠萝、杨桃、椰子等。

水果的五色，青赤黄白黑各异

依据中医理论，食物可分为青、赤、黄、白、黑五色。水果也不例外，也分别用五色来对应五行和身体不同的器官。

中医理论中把青、赤、黄、白、黑五色分别代表五行，即“木、

俗话说“桃养人，杏伤人”，杏虽然营养丰富，但是味酸性热，有小毒，尤其是小孩和孕妇不宜多吃，会伤及筋骨。每次3—5枚为宜。

火、土、金、水”，又将这五行分别对应到人体的脏腑器官内，即肝、心、脾、肺、肾。根据这一理论，我们完全可以根据食物的颜色来对应相应的器官去进行食疗。

但需要注意的是，我们所说的“肝、心、脾、肺、肾”并不是指单一的某一器官而言，也包括与它相关连的其他器官。

青色水果

青色水果对应的五行为“木”，因此对肝脏及其他解毒系统具有养生功效。这类水果包括木瓜、橄榄等。

赤色水果

赤色水果对应的五行为“火”，对改善心脏、血液循环系统等有很大帮助。这类水果有草莓、番茄、火龙果等。

黄色水果

黄色水果对应的五行为“土”，可以促进脾胃及消化系统的健康。这类水果有香蕉、橙子、杏、菠萝等。

白色水果

白色水果对应的五行为“金”，故对肺部、呼吸系统等有益。这类水果有梨、柚子等。

黑色水果

黑色水果对应的五行为“水”，有益于肾、排泄系统及生殖系统等器官。这类水果有桑椹等。

水果的五味，酸甘咸苦辛均衡

五味包括“酸、甘、咸、苦、辛”五种滋味。五味也同样对应人体的不同器官，起到不同的功效。我们在吃水果时，要注意均衡食用，不可过于偏食某一种水果，以免损害健康。

酸味

酸味水果可以起到收敛止汗、开胃健脾、促进消化的功效，对应的器官为肝。这类水果包括柠檬、葡萄、杨梅等。但过多地食用酸味水果会损伤筋骨，您在选择时应留心。

甘味

像龙眼、荔枝、香蕉、苹果等，都属于甘味水果。这类水果具有滋养、补虚、止痛等功效，对应的器官为脾。但因糖含量较高，

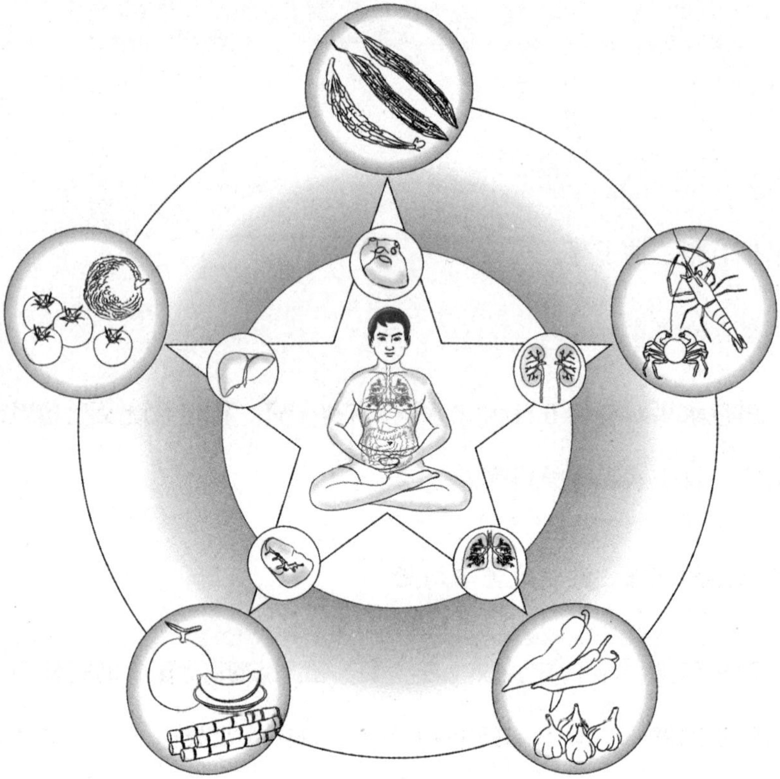

五味和五脏的关系

食用太多会导致发胖。

咸味

咸味水果可以润肠通便、消肿解毒，对应的器官为肾。但过多食用容易导致高血压、血液凝滞等病症。

苦味

苦味水果如橄榄，可以清热解毒、降火除烦，对应的器官为心。

但食用过多的苦味水果容易导致消化不良，尤其是胃病患者更要注意。

辛味

辛味水果能起到补气活血、发散风寒的功效，对应器官为肺，如槟榔。但过多食用会损耗气力、损伤津液，导致升火。

第八章

避寒暑——四季养生

中医认为，人生病的原因分为内因、外因和不内外因。其中外因说的是春夏秋冬四季变化，这里所说的“寒暑”就是泛指这些四时之变。只要能够针对这些气候变化，适时采取相应的养生措施，就能防病延年。

千万别把感冒当小事

感冒是我们日常最常见的一种疾病，很多人也不怎么在意。但事实上感冒产生的原因是多方面的，在各个季节都有可能发生，如果调理不当，可能引起肺炎、肾炎等病症。而且本身感冒症状和肝炎、肺结核等病的症状有相似之处，一旦耽误病情，后果非常严重。

●庞大的“感冒家族”

中医认为人生病的原因无外乎是有三个原因，分别为内因、外因和不内外因。这是古人根据长期以来的经验总结出来的，在这里我着重讲一下外因。大家都听说过外因致病，那什么是外因呢？外因就是春夏秋冬四季变化。对于产生的寒热温凉的变化，我们称之为六气，即为风寒暑湿燥火。

这些会对人体会有什么影响呢？比如说风，一个人说感冒，受风了，本身身体内又有寒，风与寒一结合于是就出现了风寒感冒。风寒感冒表现在外的症状可能是四肢怕冷，流的是清涕，甚至于吐的痰也以白色的为主。还有一种情况是在身体受风的时候，体内是

普通感冒主要是因为皮毛闭塞，风邪自皮毛而来；而流感则主要通过口鼻侵入人体。

有内热的，那么这就是风热感冒。风寒型感冒与风热型感冒在临床上的区分主要体现在：风寒型感冒恶寒（怕冷），风热型感冒不恶寒；风寒型感冒多无汗，风热型感冒有汗；风寒型感冒四肢酸痛，风热型感冒偶有酸痛；风寒型感冒舌苔薄白，风热型感冒舌苔薄白或微黄；风寒型感冒痰多清稀，风热型感冒痰多黄绸；风寒型感冒口不干，风热型感冒口干欲饮。

一般而言，我们以这两种感冒为主，但还有一种是传染性的，那就是流感了。

流感与普通感冒的区别主要是途径的不同。普通感冒获病的途径一般来说是从皮毛而入，比如说我们出了一身汗，然后出去受风后，皮毛就闭住了，于是这个邪就是从皮毛而来。而具有传染性的感冒则不是单单从皮毛而入，它还有另外的途径，就是从口鼻而入，这就是流感了，于是也就有了传染性。一般的风寒感冒、风热感冒没有传染性。

还有一些感冒发生在暑季与暑秋之间，如暑湿感冒、寒包火型感冒等等。这是中医对感冒的一个简单的分类，这也是风邪袭人的一个特点。

• 青霉素不是万能的

感冒多由病毒感染所致，而病毒有 1 ~ 2 周的生命周期。现在并没有什么能立竿见影的灵药，而且感冒彻底痊愈至少需要 1 周左右的时间。另外，感冒是一种常见病，其治疗已形成一定的程式及方法，因此感冒没有必要一定要去大医院排队挂号找专家诊治。

人们现在已经形成了这样一个观念：感冒了就去吊几瓶青霉素。其实感冒多出病毒感染所致，首要治疗原则就是抗病毒。而青霉素是抗菌消炎药，只有在有细菌感染的时候使用才有效。所以，一旦感冒，一定要对症、对因选用适当的疗法和药物。

不少感冒患者一有病便跑药房，往往忽略了病的诊断。但购药者毕竟不是医生，自己很难对症用药。所以，如果自己不能辨识，最好去医院请内科医生诊治。另外，有一些治疗感冒的西药有些患者不宜服用，这也需要在医生的指导下用药。

有一些人患上感冒后置之不理，总认为几天之后就会自愈。但是专家指出，感冒自愈能力与病毒的毒力、机体的抵抗能力和病后护理有着十分密切的关系。如果病毒的毒力弱、机体抗病能力强，

孕妇感冒千万不能硬挺，不然可能导致胎儿缺氧。长期低烧尤其应该注意，很容易致使胎儿发育不健全。

再加上日常护理得当，就容易自愈；反之，如果病毒的毒力强、机体抗病能力弱、护理不当时，不但不能自愈，病情反而可能加重或并发其他病症。

感冒很容易引起并发性急性支气管炎、肺炎、中耳炎、鼻窦炎、肾炎等疾病。另外，有些疾病的首发症状与感冒有相似之处，如病毒性肝炎、流行性脑膜炎、流行性乙型脑炎、麻疹、猩红热、肺结核等，如果不注意区分，延误了病情，将会造成严重后果。

需要特别指出的是，很多孕妇都因为怕用药治病会对胎儿产生不利影响，患了感冒也不敢用药而硬挺，其实这样也是不对的。因为孕妇患上感冒后，胎儿在宫内会感到缺氧，致使胎儿脑细胞的发育受到影响，此时该用的药还得用。

以上这些情形，多半是由于对感冒缺乏正确认识而产生的。专家强调，治疗感冒一定要对症选药、合理用药。平时要注意预防，尤其是体质虚弱的人群，要加强锻炼，合理调整饮食。对于风寒感冒可选用感冒清热冲剂；而对于风热感冒则可选用板蓝根冲剂、桑菊感冒片等。

- **感冒好了并不算完**

《黄帝内经·热论篇》中说："热病少愈，食肉则复，多食则遗"。这句话的意思是，凡患病期间或刚刚病愈，必须注意饮食，否则会复发。总的原则是食勿过饱，在感冒高烧期间，如果饮食过多，更能助热，所以更应该禁忌；但是也不能过饥，过饥则营养不继，从而影响自身抵抗力，于身体恢复无益。总之，既不能过饱，也不能过饥，饮食调养，至关重要。特别是温热性疾病将愈之际，胃气空虚，食欲增进，如果不加节制，必然会为饮食不当而复发。

适宜原则：清淡、流质（蔬菜、米粥、米汤）

禁忌原则：腥荤、油腻、肥甘、辛辣（海虾、羊肉、油炸、胡椒、辣椒等食物）

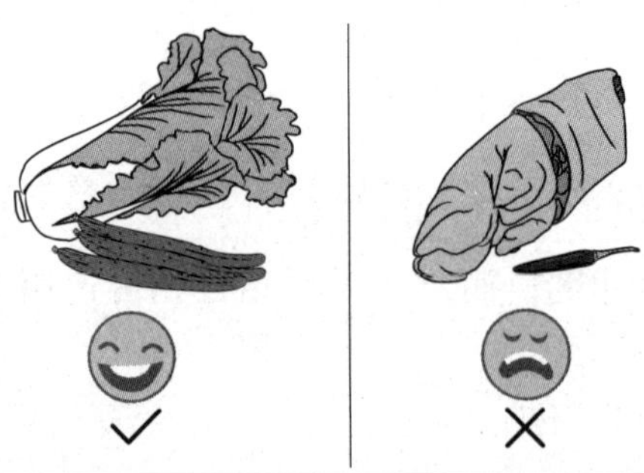

温热性疾病将愈之际，一定要注意饮食，宜清淡，忌荤腥。

各个季节都有典型的病症

中风在春天，中暑在夏天，肺病多发于秋天……天地四时之气不同，每个季节都会有它独有的特征，因而各个季节所易发生的病症不同，我们养生所应该注意的问题自然就会不一样。

• 游走不定——善变的风邪

风邪是中医病因之一。风为春季主气，风邪致病多见于春季，但一年四季均可发病。风邪致病有内、外风之别。外风由自然界风邪侵入而致，凡寒、湿、燥、热等多可依附于风而犯人，如风寒、风热、风湿等。风邪可以说是外感疾病的先导。风为阳邪，具性开泄，具有生发、向上向外的特性。因此风邪常伤人上部和肌表，而出现汗出、恶风、头痛、面部浮肿等。风性善行数变，具有发病急、变化快、病位行走不定、症状变幻无常的特性。如游走性关节疼痛；皮肤瘙痒，发无定处，此起彼伏；以及“中风”的猝然昏仆等症。《素问·风论》：“风者善行而数变。”风性主动，导致病况多动摇不定。凡临床上的眩晕、震颤、四肢抽搐，甚则脚弓反张等，多属风的病变。内风则多由脏腑功能失调，气血逆乱而生，如肝风内动的头目眩晕、四肢抽搐，甚至突然昏倒、口眼歪斜、半身不遂等。

风邪袭表容易造成痹症，其最常见的是风湿性关节炎。风湿性关节炎也分两类，一类叫风湿性关节炎，一类叫类风湿。我们怎么去划分类风湿和风湿性关节炎呢？比如大关节红肿胀痛一般来说是属于风湿性关节炎，但是小关节变形造成的疼痛往往是类风湿，这两者是有区别的。风湿性关节炎在治疗上目前无论中医还是西医都有一定的办法，但是类风湿性关节炎，当前无论是中医还是西医都没有特别好的解决方法。

那么风的特征是什么呢？前文已经介绍到了，风是游走不定，善形而数变的。当感觉身体内还会有疼痛在体内游走的时候，一般来讲是受了风邪。大家有个误区需要走出来，就是认为脑血管意外也是由中风引起的。其实这是两个概念，脑血管意外那个风是内风，是肝风内动，所以《黄帝内经》里边讲叫“诸风掉眩，皆属于肝”；而我们这里说的风是外风是外感，这是两回事。

• 秋冬季节——养肾的最佳时机

冬季是新陈代谢能力最低的时候，尤其是一些体弱多病之人，

阳气是受于父母的先天之气与后天呼吸之气及脾胃运化的水谷之气结合而成的，它具有温养全身组织、维护脏腑功能的作用。

常感手足不温，畏寒喜暖。这是由于代谢水平较低，能量和热量供应不足导致的，也就是我们经常挂在嘴边常说的“火力不足”。中医把这种火力称之为“阳气”。中医认为，阳气发源于肾，肾不仅仅是人体内的一个脏器，还被称为是“先天之本”。值得强调的是，我们这里所说的肾是功能上的肾，《黄帝内经》中将“脏腑”的“脏”以“藏”这个字表示，这才是正确的，所谓藏者，藏（音 cáng）也。中医认为，肾藏精、主水、主骨、生髓，也就是说肾有滋养各脏腑组织器官等功能的作用。因此，肾精亏损将直接导致脏腑功能失调，是导致诸多疾病发生的重要原因。

《黄帝内经》上有这样一句话叫“冬伤于寒，春必病温”。那对于“春必病温”是怎样解释的呢？就是说到了春天，春暖花开，万物复苏之时，一些微生物也在复苏。所以为什么说流感也好，感冒也好，会在春天发生，原因就是冬伤于寒。

在这方面，大家也存在一些误区，有人认为冬伤于寒就是冬天养生没养好，体内有寒，冬天受寒而到了春天发作，其实这种观点是错误的。因为没有一种寒能在体内潜伏一个冬天而不发作。“冬伤于寒，春必病温”，我们要从完整意义上来理解，这其实是一个养生

“肾精”是肾所藏先天之精和后天之精的总称。先天之精禀受于父母，主生育繁殖；后天之精源于水谷精微的化生，主生长发育，又称水谷之精或脏腑之精。

概念。所谓冬伤于寒，是冬伤于寒水之脏，也就是说肾精，冬季如果对肾精没有固护好，经常使得阳气开泄于外，春天就容易生病。这就是为什么冬季要养肾了。秋冬两季是收藏的季节，到了冬天我们就应该在思想上、在意识上、在行为上相对蛰伏，将体内的精气神固守住，不要让它随意的宣泄。秋季也是这样的，这个时候寒水之脏没有得到伤害，到了春天，人就不会因为外感来袭而导致疾病发生。

所以我们秋冬季的生活起居要规律，比较适宜选择一些适合自己的运动。这样不但能够增强肾气功能，还会因“肾主纳气”，而帮助肺气呼吸，预防多种慢性呼吸系统疾病。在饮食上，其基本原则为避开生冷、黏硬食物，无病之人可适当滋补，有病之人须在医生指导下滋补。在精神调养方面，冬季更应精神内守，及时调整不良情绪，心态和缓，以顺应天时。可以选择阳光充足的时候，多晒太阳，这是调养情绪的最佳天然疗法。

• 藿香佩兰荷叶汤——防暑养生的妙方

《黄帝内经》中说：“顺四时而适寒暑”，“服天气而通神明”。夏秋相交之际，天气以暑湿为主，容易引发很多疾病。

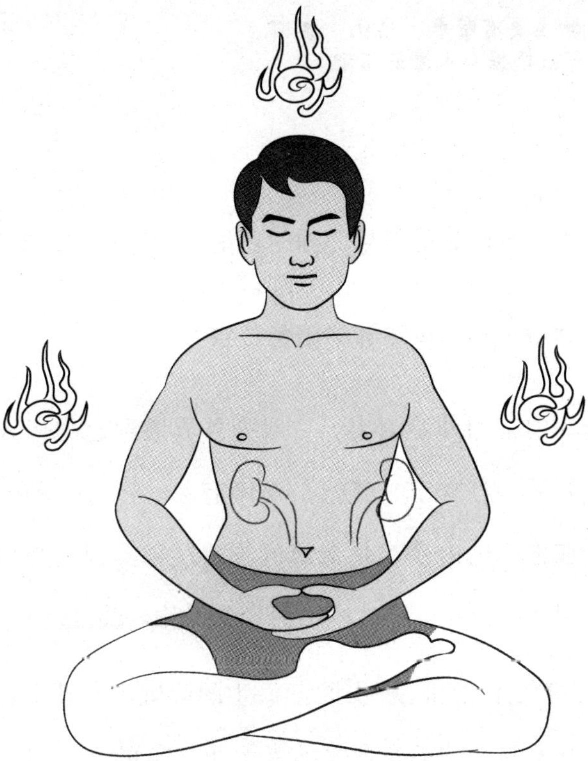

肾是人的先天之本，有滋养各脏腑的功能，肾精亏损将直接导致脏腑功能失调。秋冬是收藏季节，因此要固守肾气，适时滋补。

首先我们需要明白什么是暑。在中医上暑就是热火相加，比热还热称之为暑，一般的发生季节就是在夏秋之季，从夏至日后为暑。一般的，在这个时候容易感受暑邪，比如中暑。然而在现实中我们所看到的中暑往往是暑必加湿，不是说单一的中热中暑了，而是往往还有湿气，所以在平时预防是很关键的。在这里给大家推荐一个藿香佩兰荷叶汤：鲜藿香 10 克，鲜佩兰 10 克，鲜荷叶 10 克，这三样煮水。在夏秋之际喝此水，喝上三五天就可以达到御天地不正之

祛湿的食物主要有蜜枣、扁豆、绿豆、丝瓜等，可以根据个人喜好搭配。

气的作用，能够实现防暑的效果，同时还能为秋季养生打下基础。

• 运动、饮食——抵御湿邪的绝佳法宝

湿邪可分为内湿和外湿两类。一般把外界潮湿之气侵入人体而发病称外湿，外湿多与季节、气候、环境有关。还有一种湿是因饮食不节，使得在你体内由食物化聚成的湿。这种湿损伤脾胃，以致脾阳不振，水湿运化失常，湿从内生而发病，称内湿。

那么如何避免体内的这种由因食而生的湿气呢？其实有很多的办法，可以少吃一些祛湿的东西来改变一下不良的生活习性。那什么容易聚湿呢？比如说贪凉容易聚湿，喝浓茶容易聚湿，经常喝凉啤酒容易聚湿……

还有一个原因就是运动量达不到也容易聚湿，如果活动量足够那就很容易把一些诱导性的因素实时地排出体外，从而不会导致湿的形成，也就减少很多疾病的发生。

所以预防湿邪最好的办法除了对外界的潮湿要引起足够的注意以外，还要注意饮食和运动。

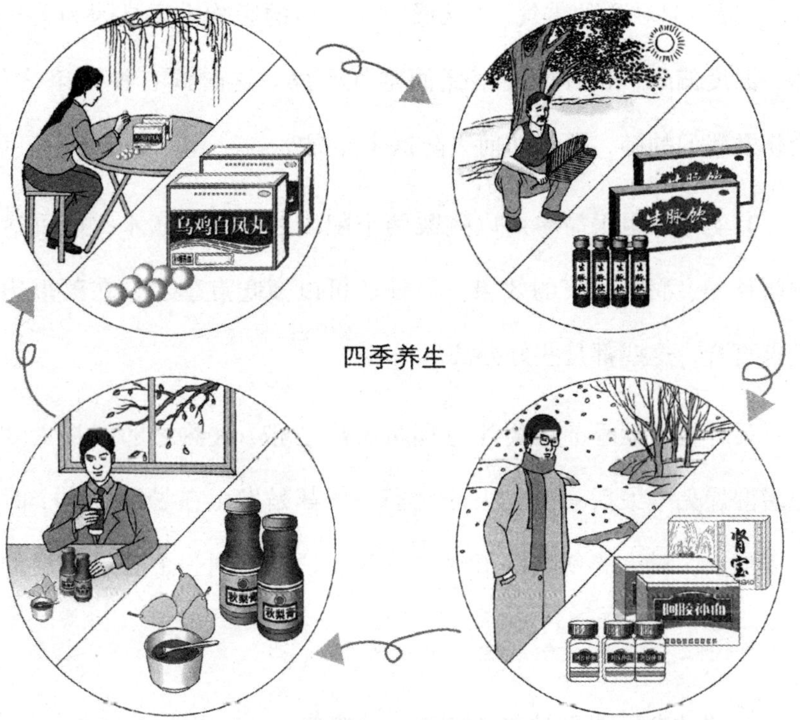

四季养生

● 梨也能救命——秋燥的预防

中医学将自然界气候的变化归纳为“四时”与“六气”。“四时”即春、夏、秋、冬四季，“六气”是指不同季节中出现的风、寒、暑、湿、燥、火六种气候特点。

“燥”是秋季的主气。“秋燥”对人体的影响主要是因为天气燥热、温度偏高，相对湿度偏低而空气干燥。这时候有种肃杀之气，会伤及我们的肺，那么如何去防这个燥呢？

其实方法也很简单：以鸭梨两个配以杏仁十克煮水，便可达到预防秋燥、润肺化痰的效果。另外还可以多吃点荸荠，在菜里边多吃点百合，这些都是些好办法。

另外在夏秋季节还要注意预防火热之邪。火热之邪就是六气风寒暑湿燥火中最后一个。火热之邪一般都是发生在暑季，这个时候骄阳似火，对火的预防以清热之法为主，以达到一个防暑降温的效果。

● “非典”类型的传染病毒——戾气

为什么我们会生这样和那样的病，就是因为我们人感受外感而导致的。一般而言，这与风寒暑湿燥火这六种气有关。这六气是天地间的邪气，也是导致人体发生疾病的常气。之所以叫做常气，就是因为虽然六气伤人，但是它是属于正常的，它是天地之间这种自然之气，它并不具有传染性。而天地间还有一种神秘的东西，这个

其实中国古代人很早就意识到了病毒的存在，他们称之为戾气。

东西在古书中有记载，明代名医吴又可在《瘟疫论》中提到："夫瘟疫之为病，非风、非寒、非暑、非湿，乃天地间别有一种异气所感。"因为古时候科技不发达，就将其称为戾气。这是一种自然界的毒疠之气，与普通的六淫邪气不同，它具有传染性强、易于流行、发病较急、病情严重、一气一病（即一种戾气导致一种传染病）、症状不同的特点。戾气的发生是很多原因共同导致的结果，包括气候、环境、饮食及社会因素等。气候因素，就是指天气的反常变化，例如酷热、严寒、久旱、洪涝等；环境及饮食因素，是指空气、水源、食物等受到戾气的污染；社会因素就是指社会动乱、战争，以及政府对疫病的预防工作不完善。

戾气实际上就是今天我们讲的病毒，所以外感在中医来讲我们称之为温病。温病是由外界因素引起的，经呼吸道感染，而且会出现逆转的情况发生，危及生命。这等于现代医学说的传染源，可见我们对疾病的认识来源于实践并且很科学。今天，现代医学已经证明，温病就是我们所描述的部分传染病的总称。

有人会问，怎么还有一个温疫呢？温疫也叫做瘟疫，一人受病谓之温，一方受病谓之疫。也就是说我一个人感冒了可以称为是温，在古代，瘟和疫是分开讲的。一个人得病叫瘟，如果是传染性的扩散到一片，就叫作疫。

然而这个人接二连三地传染，然后互相交叉传染，以至一个区域内都发病，这就称之为疫。这就是六气和戾气的区别，六气不具有传染性，而戾气具有传染性。

疫是有传染性的，我国发生的“非典”就是典型的温疫。然而为什么有的人感染上了而有的人没有感染上呢？有句话说的很好：“正气存内，邪不可干 。”这就是外因通过内因起作用了，好比没有家贼引不来外鬼。只要我们采取了积极的预防措施，疾病就不会找上门来。

清代的温病学家吴鞠通在他的《温病条辨》里边对于温病的提纲，有这样的描述：“温邪上受，首先犯肺。”那么如何预防外感疾病的发生呢？那么也是八个字：“去掉内热，当然清爽。”为什么呢？因为这些外感疾病发生的真正的原因，首先是体内有阴虚或者是内热，这些是潜在的致病的内因，然后风寒暑湿燥火这六气和一些有传染性的病菌作为外因才会乘虚而入。

秋季养生，注意收敛

从四季的属性来说，秋季主收藏，特征是收敛。那么，所有的养生活动，还是要以平为期、以和为期，以阴阳之平衡为主，还要清肺气，就是不要将这些气与性情泄在外面。

● 牛肉也可以治白眼

从四季的属性来说，秋季主收藏，特征是收敛。《黄帝内经·素问》中曾提到秋季以肃杀之气为主气。那么，秋季来临之际，我们在日常生活起居中应该怎样养生呢?

在讲秋季养生之前，我想说一个故事。我祖父曾给一位患者看病，就是赵丹的夫人黄宗英。

有本小说叫做《雁南飞》，这里有个情节就讲到黄宗英。在她年轻的时候，有一只眼睛翘白眼，就是歪的。这本书里描述，她遍求京城名医，吃了许多药，都没什么效果。后来，她找到了我的祖父孔伯华。我祖父用什么把她治好的呢？很简单，就是一片生牛肉。我祖父让她每天在歪的眼睛那里贴一片生牛肉。每天一换，大概贴

牛皮也可以用作中药，主要有清肺解毒的功效，常用于治疗水肿、疮毒等。

了半年多，她的眼睛就逐渐正过来了。在这本书中还描述到，连她自己都记不清当初是哪只眼睛歪了。

为什么会有这样的效果呢？这是与收缩有关的。古代有一种残忍的刑罚，就是用一张刚刚屠宰的新鲜生牛皮，把人裹起来，裹起来之后放到太阳下面暴晒。大家都知道这会造成什么后果：牛皮是有收缩作用的，人在里面就活不了会被活活闷死。

• 秋天为何会腹泻

我所说的这些现象和故事，与秋季养生有什么关系呢？秋季是肃杀的季节，特征就是收敛。从春夏秋冬的属性来说，春生，夏长，秋收，冬藏。如果我们想要用健康的身体来适应秋天的肃杀之气，就要从精神和饮食等各方面进行调节、收敛。

在《黄帝内经·素问》中，对秋季养生有很详细的描述，它的原文是这样说的：“秋三月，此为容平。天气以急，地气以明。”这是说，秋天的三个月，可以说是容平之季。世间万物，该开花的开花了，该结果的结果，已经是平静安定的时候了。秋天风高气劲，地气清肃。

那么，在日常生活中，我们应该如何做呢？后边有详细的描述，就是："早卧早起，与鸡俱兴。"就是公鸡打鸣的时候你就该起床了；天刚刚黑你就该睡觉了。这是从起居方面来说的。

从精神方面，是这样描述的："收敛神气。"你要将自己的精气神收敛回来，使之安宁。这样，才能缓解秋天的肃杀之气。它的后面还有描述说："以缓秋刑，使秋气平。"那么，所有的养生活动，还是要以平为期，以和为期，以阴阳之平衡为主。接下来，还讲到要清肺气，就是不要将这些气泄在外面。

大家知道春生夏长，也就是春夏两季我们一定要让自己的这种志与气开泄于外，不开泄是不行的；但是到了秋天就恰恰相反，要回敛要回收，这与我们的肺有很密切的关系。因为从中医五行学说中五脏的这种对应关系来看，秋季与肺是相对的。在前文中的五脏体系结构图中大家也都看到了，于是秋季养生的关键也就出来了：秋季主要养肺。我们要使自身的肺气达到一个非常清爽的效果才行。有一个成语叫做秋高气爽，如果没有健康的体魄是感受不到秋高气爽这种意境的。

如果违背了秋季的养生原则会产生一个什么样的后果呢？在

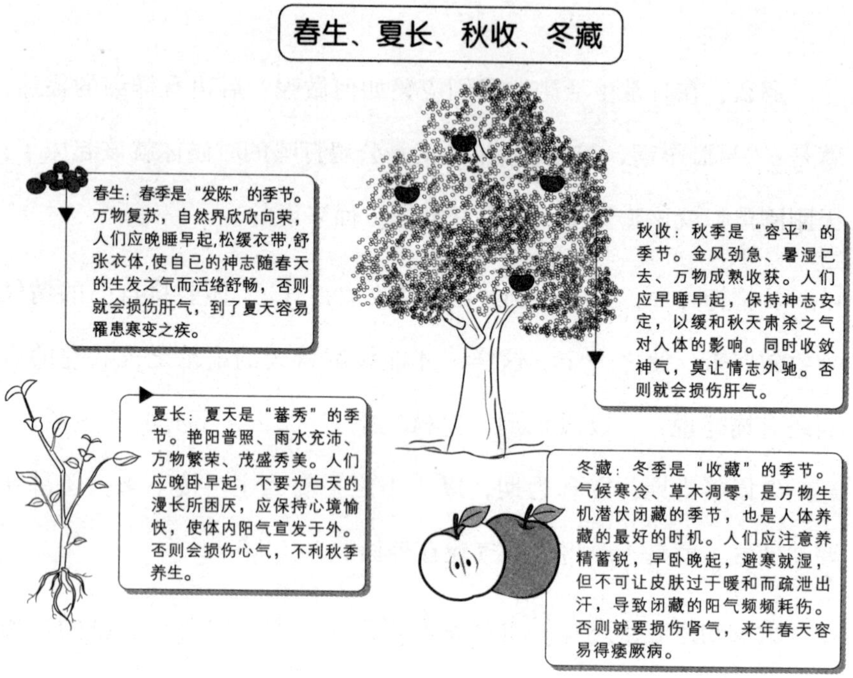
春生、夏长、秋收、冬藏
春生：春季是“发陈”的季节。万物复苏，自然界欣欣向荣，人们应晚睡早起,松缓衣带,舒张衣体,使自已的神志随春天的生发之气而活络舒畅，否则就会损伤肝气，到了夏天容易罹患寒变之疾。
秋收：秋季是“容平”的季节。金风劲急、暑湿已去、万物成熟收获。人们应早睡早起，保持神志安定，以缓和秋天肃杀之气对人体的影响。同时收敛神气，莫让情志外驰。否则就会损伤肝气。
夏长：夏天是“蕃秀”的季节。艳阳普照、雨水充沛、万物繁荣、茂盛秀美。人们应晚卧早起，不要为白天的漫长所困厌，应保持心境愉快，使体内阳气宣发于外。否则会损伤心气，不利秋季养生。
冬藏：冬季是“收藏”的季节。气候寒冷、草木凋零，是万物生机潜伏闭藏的季节，也是人体养藏的最好的时机。人们应注意养精蓄锐，早卧晚起，避寒就湿，但不可让皮肤过于暖和而疏泄出汗，导致闭藏的阳气频频耗伤。否则就要损伤肾气，来年春天容易得痿厥病。

《四气调神大论》里边讲到我们的这些做法是属于“秋季之应，养收之道”。秋季养生养什么，就是要顺应收的这种属性，如果违背了它则伤肺，而到了冬天那么就会发病。发什么病呢？冬为损泻。这个损泻实际上就是一种腹泻，但是我们现代都市人群实际上还到不了冬季，一到了深秋就开始腹泻了。有的人在夏季后期就开始腹泻，这是因为夏季没养好，那到了秋天则更厉害。

在夏秋之季这种天气转换的时节，这时本身气候就是以暑湿作

秋天是个很重要的季节，最易发生呼吸系统疾病，如咳嗽、哮喘等，因此要格外注意保养。

为一个主气，天气又非常潮闷，因此有些人就会犯这样的错误：因暑贪凉。因暑贪凉直接导致的后果前文也提到过，就是要伤脾胃，于是到了秋天那么就会产生腹泻，用不了等到冬天，秋天已经显现出来了。此时秋天若不按照秋季养生的基本准则，那么到了冬天则不仅仅是如《黄帝内经》所说的“逆之则伤肺，秋为飧泄”的结果了，也就是说就不仅仅是伤肺和腹泻的问题了。

• 谨防支气管哮喘

现代都市人群易患外感疾病。秋天气主燥，感受到燥湿之气，容易患支气管炎，中医上将支气管炎叫咳嗽。除了咳嗽外，还易患支气管哮喘，也就是中医里的哮喘。实际上，哮喘是从急性支气管炎转成慢性支气管炎的。如果处置和治疗不当，就会发展为支气管哮喘。那么，从中医的范畴来讲，还包含肺气肿这种疾病。如果老年人感觉稍微活动一下就气短，那么，就可以考虑是不是肺气肿。有的人除了气短，还有胸闷心悸这种症状，这种情况就要考虑是不是肺源性心脏病。

这么一看，秋天容易发生的疾病还是很多的。秋天的天气变幻莫测，忽冷忽热。这种时候，我们的皮肤表面首先就会受寒。肺主皮毛，因此首先伤肺，可能导致大叶性肺炎、风寒感冒等疾病。中老年人身体本身就有些宿疾积留在体内，如果说，本身就长期患有高血压，往往又会因此而引起脑血管疾病。这时寒主收引，人体中的血管会收缩。老年人的血管比较脆、坚，血管内的压力增大，疾病因此而生。

火旺之年，预防肺火

肺是我们的娇脏，都市人群多为热火相加之体，加上秋天的肃杀之气，要尤为注意预防肺火。青壮年就主要是清肺热，老年人除此之外，还可能存在的肝肾阴虚状况，在养生上更应该注意一些。

● 如何清除肺火

秋天的气它是主燥的，按照外感风寒暑湿燥火这六气而言，主要还是属燥属湿的。我们感受到这两种气容易患什么疾病呢？最容易发生的就是支气管炎。从中医上讲是没有支气管炎这个词的，在中医上叫咳嗽。另外还容易得支气管哮喘，中医同样没有支气管哮喘这个词，在中医上叫哮喘。实际上哮喘应该是从急性支气管炎转成慢性支气管炎，如果治疗不当就会进而发展为支气管哮喘。支气管哮喘从中医的范畴里边还包含了一类疾病，那就是肺气肿，比如像有的人感觉到气短，稍微一活动一下就气短，在这种情况下就考虑为可能是肺气肿。还有一种情况就是有的人除了气短以外还有胸闷心悸的症状，那么这种情况就应该考虑为肺源性心脏病。所以你

现代都市人群因为工作压力过大加上饮食不规律，在秋天一定要注意预防肺火。

看这样一说的话，秋天容易发生的疾病还是非常多的。

在感受秋天的气候的时候，很明显它是一种变幻莫测忽冷忽热的状态。在这样的环境下我们的皮毛就首当其冲容易受寒，而在五脏体系图中我们看到肺是主皮毛的，于是这就首先是伤肺，因此还会导致一些像大叶性肺炎、风寒感冒这类疾病的发生。而对于一些本身就有宿疾积留在体内或者说长期有高血压的老年人而言，则往往又会引起脑血管意外这类疾病发生。为什么会发生脑血管意外这个疾病呢？原因也很简单，因为空气中这种寒主收引，寒主收引的话则引起人身体的血管收缩，在这种情况下血管的收缩导致了血管内的压力增大，于是也就容易引发心脑血管意外。

火旺之年，防火就极为重要。肺是我们的娇脏，秋季应如何预防肺火的发生呢？

现代都市人群因工作压力过大与饮食不规律，而多为热火相加之体。这些体质之人本身就容易得热火相加之病。到了秋天，赶上秋天的肃杀之气，我们要尤为注意。

首先，要预防肺火。肺为娇脏，既不耐寒，也不耐热。不管你是感受风寒或风热，都会伤肺。无论是从伤寒论，还是从瘟病学方

肺部一旦出现问题会影响到大肠的功能，因而便秘很大程度上都是因为肺部问题产生的。

面来讲，我们对肺都有描述，尤其是瘟病学。在《瘟病条辨》中，对于伤肺这一块，有这样一句话："瘟邪上受，首先犯肺。"那么，肺会被伤在哪方面呢？便秘就是其中一种。从中医上来说，肺与大肠相表里，你的肺被伤了，就会影响到大肠。我们都知道，大肠是管糟粕传递的，是大便传递的通道。所以，秋季养生，先防肺火。

火又分为实火与虚火。老年人与年轻人又各属哪种体质？如何进行调养和预防呢？哮喘是秋季高发疾病，什么体质的人是哮喘的高发人群？哮喘病人如何从饮食及运动上进行防范呢？

一般来说，青壮年属于实火，老年人属于虚火。调养与预防实火、虚火，在方法上虽然有相通之处，但还是有一些差别的。对于青壮年来说，主要是以清肺热为主。老年人除了要清肺热之外，还要考虑到老年人可能会存在的肝肾阴虚的状况。于是，根据这一点，在养生上就要有所区别。

哮喘是一个很难治疗的疾病，往往到了秋季预防措施没有做好的话，就容易在这个季节发作，其痛苦难以言表。

哮喘的发作的主要还是内外因共同作用的结果。内因多与我们体内的痰湿有很大的关系，就是痰淤于内。怎么来理解这个问题呢？

其实，鸡蛋也是能够治疗哮喘的，
不一定非得用很名贵的药。

就是痰会随着我们呼吸的这个气的升降而出入。当呼吸的时候，痰是会随气而出的，可就在出的时候在喉咙这个位置会形成一种淤滞，也就是淤塞在这个位置。那么中医对哮喘的这种描述叫做“喘是以吸而言，哮是以鸣而言”，统称为哮喘。

老年人常常会有这种疾病发生，尤其到了秋季开始的时候，由于夏季没有保养好又加之自己是一个痰湿体质，再加上一个热火相加之体，于是在外来风寒来袭的时候就会引发内热的疾病。“热淤于内，感而即发”。这样一来，若是痰再出不来，那么这个痰则会胶固于膈中，随这个气体的升降相出入卡于这个喉咙这个位置，从而使哮喘发作起来，进而到了冬天很有可能就一发而不可收拾，后果非常严重。

从哮喘的内因上来说，一般是或因饮食不当，或因情志，或因劳倦，或因过敏。从中医上讲我们给它归纳为这样三句话，叫做“内有壅塞之气，外有非时之感，膈有胶固之痰”，这三种原因相加也就形成了哮喘之气。

所以说秋季不注意养生就会容易引发这样的疾病，那么如何去防治它呢？这里有两个方法推荐给大家。一个方法呢是从饮食上通过一些食疗来调节，能够有效地防止上述疾患的发生或者说是防止这些疾患的复发；另一个就是：买半斤五味子，用五六斤或者是六七斤的白水煮半个小时，之后将这一锅汤放置在阴凉处放凉，放凉以后往这个里边放二十个生鸡蛋，之后在上边给它压一个东西把它给封藏起来；注意不要让太阳晒，而是放到阴凉处保存，这样的话大概泡十五天到二十天。对于平时有哮喘的这些症状的老年人，可以每天吃一个鸡蛋，怎么吃呢？每次吃的时候你拿一个出来，用热水而不是开水泡五分钟然后把这个鸡蛋打开喝里边的鸡蛋汤，这个偏方对于缓解哮喘症状有非常好的效果。

情志收敛，注意食疗

秋季养生，要做到从情志上进行收敛，不要做剧烈的运动；同时，以食疗为辅，时常喝一些滋阴的粥，清除体内垃圾，从而达到预防疾病、养生长寿的目的。

我有两个小方法，可以帮助大家调节身体，防患以上疾病。一个方法是从饮食上，通过食疗来有效预防这些疾病的发生或是复发。另一个就是“以静养身”，别做剧烈运动，但可以尝试一下太极拳。

● 滋阴珍馐，沙参银耳粥

我给大家推荐两个粥，可以在日常生活中常喝。一个是沙参银耳粥，就是用50克沙参，50克银耳，洗干净放到锅里煮。有的人想放点冰糖，我认为，糖是能够化热的，所以为了保证粥的效果，最好不要放冰糖。要是嫌一点味道都没有，可以就点咸菜吃，但是也不能吃太多。大家喝沙参银耳粥，早上、晚上、中午吃都可以。这种粥，隔日吃一次，可以有效地清除你体内的废

生地有清热凉血、滋阴生津的功效，李时珍对其评价是：服之百日，面如桃花，三年轻身不老。

物，同时还可以滋阴。消除了致病的内因，那么，外因就不可怕。

这就应验了《黄帝内经》中的两句话："正气存内，邪不可干"，"风雨寒热不得虚，邪不能独伤人"。

• 养肾良品，生地麦东粥

除了沙参银耳粥，还有一个生地麦东粥。生地和麦东是两味中药，主要是滋阴的。这个粥比较适合老年人。就是用50克生地、50克麦东，把它们煮成粥，大约煮二三十分钟后食用，对于老年人的肝肾阴虚，有很好的治疗作用。

• 情志收敛，以静养身

关于秋季养生，要做到从情志上的收敛。不要做剧烈的运动，让自己大汗淋漓。散步、打太极拳，这种静一些的运动，都比较好。我还给大家介绍一个很实用的方法，我管它叫太极收敛法。这个动作就是在两只手起来的时候，用意念想象，将气引到两眉之间，这叫祖窍穴。从这里进去，收敛回来，然后顺任脉下行，到腹部，气沉丹田，周身放松，再还原。实际上，它就是将你的精神收

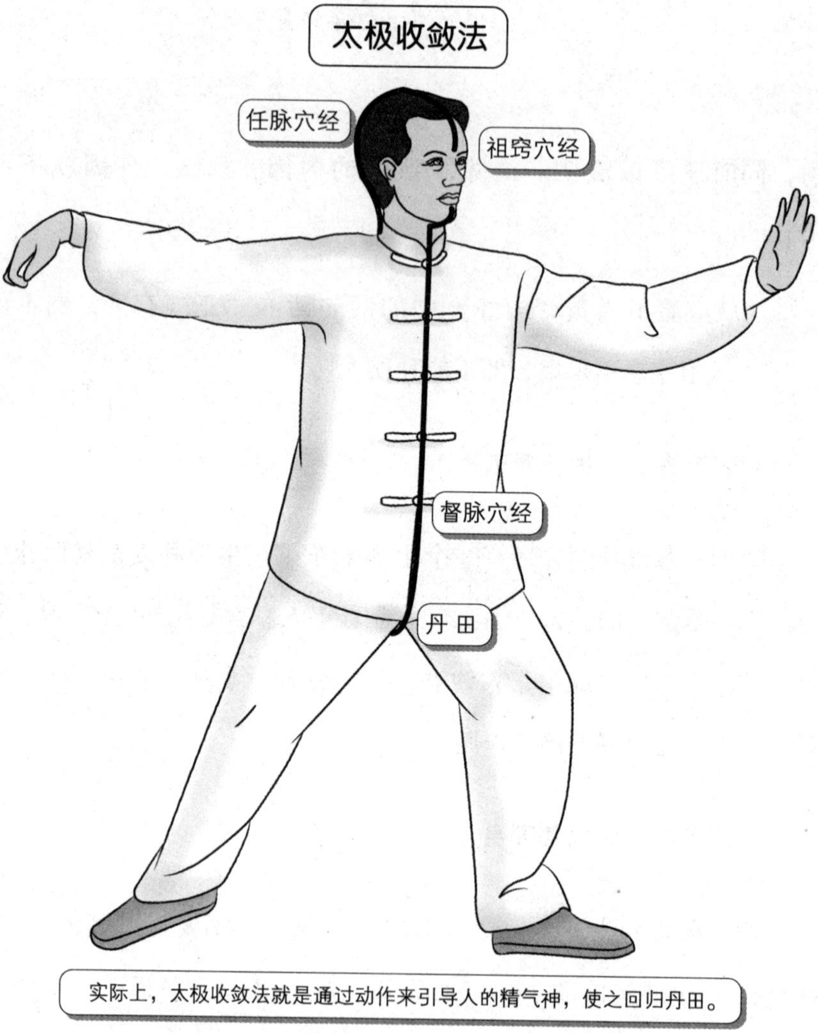
太极收敛法
任脉穴经
祖窍穴经
督脉穴经
丹 田
实际上，太极收敛法就是通过动作来引导人的精气神，使之回归丹田。

敛回来。做的时间大约每次两三分钟，动作要点主要是吸气，呼气。吸气的时候要尽量绵长，把全身打开；呼气的时候也要尽量均匀平缓一点，让节奏慢下来是关键。

第九章

最美不过夕阳红——中老年人养生

《黄帝内经》说“人过四十，阴气自半”。人过中年身体就开始逐渐变弱，那么中老年人应如何更好地保养他们的身体呢？

若人完全与自然规律背道而驰，疾病则会过早来临。大家应保持一个愉悦的心情，同时注意饮食上要偏清淡，还要注意睡觉养阴。

固守精气神

“逆于生乐，起居无常，故半百而衰也。”人如果与自然规律背道而驰，很自然就在半百的时候，五脏六腑的精气神就过早衰竭了。如果变成这样，疾病自然就会过早地来临。

• 红颜虽好，不如精气神三宝

《黄帝内经》说，“人过四十，阴气自半”。人过中年身体就开始逐渐变弱，那么，中老年人应如何更好地保养身体呢？

人老先老腿，它的意思是，这个时候人的身体已经到了清浊不分、虚实不分的阶段，因此形成上实下虚、本末倒置的状况。所以，人就会生病，或者有生病的症状、迹象。

中老年人以阴虚体质为主，所以对于中老年人，我们首先要做的是要让他的气血下沉。还有一些是偏重于以湿邪为重的，我们称之为湿热。

为什么会形成这种情况呢？就是因为平时的饮食结构不合理，吃过多的肥甘厚味，过多的摄入；而在运动方面以及生活习惯上，

“更年期”的到来，主要是因为肝肾阴虚导致的阴阳失衡。施以滋补肝肾之法，是可以缓解症状的。

又没形成一个很好的生活起居规律。所以，这些东西在体内淤而化热、化火，形成了这种湿热的体质。

那么，这种体质可以导致哪些方面的疾病呢？那是非常多的。首先说中年人，如果你是这种湿热的体质，可能会先患高血脂。如果高血脂没有得到及时的控制，就有可能患上高血压。如果没有及时地控制高血压，那么就有可能患中风。老年人的体质也是如此。可以说，老年人的体质，是以肝肾阴虚脾湿为多见，出现失眠、耳鸣、头晕、腰酸、腰痛、腿软、四肢乏力的症状比较多。

还有，我们经常会说一个中年人“到了更年期了”。在这里，我对于更年期有一个新的看法。我认为，更年期的症状，与肝肾阴虚所体现的这些症状基本吻合。所以，在治疗和调理上，施以滋补肝肾之法，往往会收到很好的效果。在治疗上，我们可以通过药物来调理；在饮食上，我们可以通过食物来让其达到一个平衡的状态。有句话叫做：“红颜虽好，不如精气神三宝。”虽然说起来是个笑话，但是，作为女性也好，男性也好，到了这个岁数，一定要固守住自己的精气神。

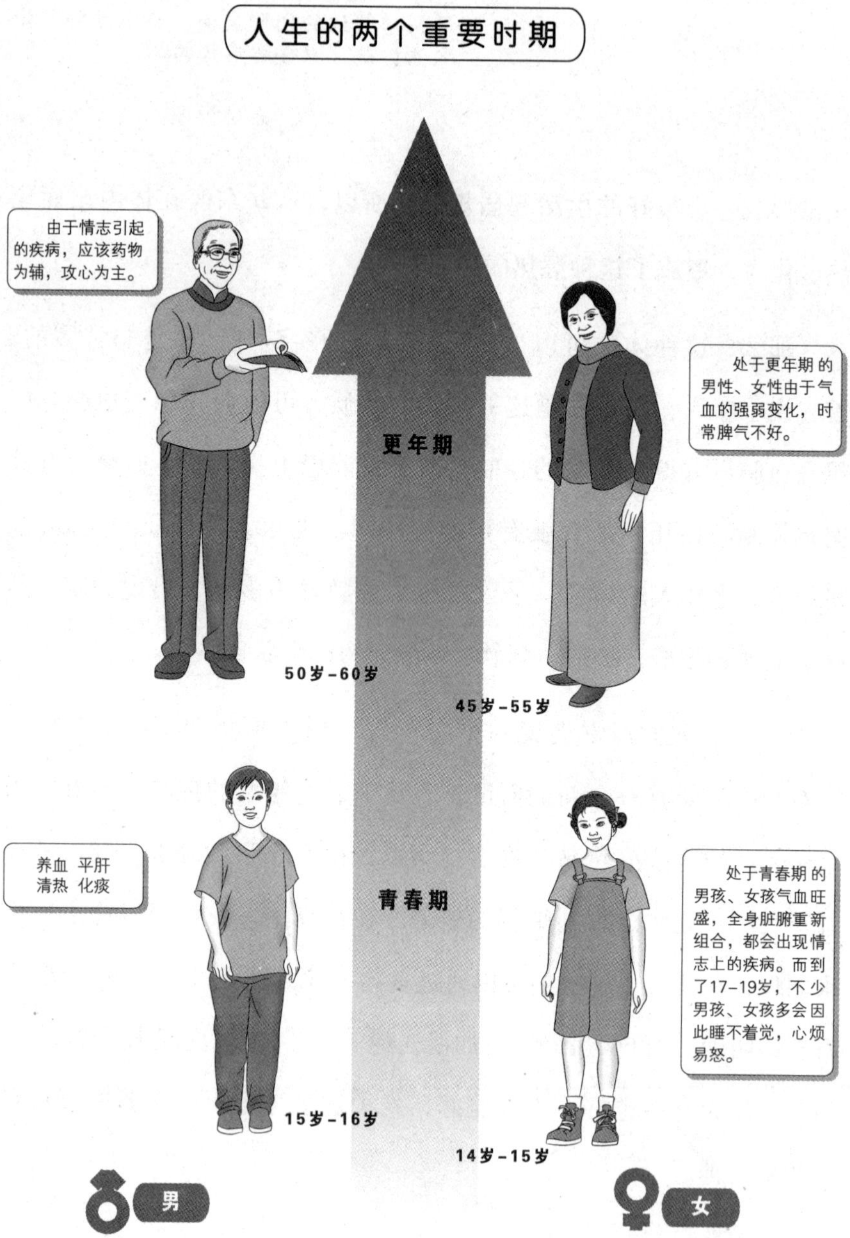
人生的两个重要时期
由于情志引起的疾病，应该药物为辅，攻心为主。
处于更年期的男性、女性由于气血的强弱变化，时常脾气不好。
更年期
50岁-60岁
45岁-55岁
养血 平肝
清热 化痰
青春期
处于青春期的男孩、女孩气血旺盛，全身脏腑重新组合，都会出现情志上的疾病。而到了17-19岁，不少男孩、女孩多会因此睡不着觉，心烦易怒。
15岁-16岁
14岁-15岁
男
女

《黄帝内经》早就说过：人过早衰老的原因主要就是违背自然规律，过多的耗散了自身精血。

精气神是什么？中医认为，“精”是维系我们身体的一个最基本的营养物质；那么，“气”是什么呢？气是靠这些营养物质物化出来的一种动力。在太极拳里或者是一些功夫里，我们管它叫“精化气”。它是一种物化，你没有这个精，你不可能物化出这个气。“神”是什么？你的精足了，气足了，而表现在外的这种精神状态，我们称之为神。

由此可见，中老年人要固守住自己的精气神。在《黄帝内经·上古天真论》里边，早就有这种警语。它说，今时之人在养生方面，是违背上古自然规律的。原文是这样的：“今时之人，不然也。”那现代人是怎么做的呢？“以酒为浆；以妄为常；醉以入房，以欲竭其精，以耗散其真。不知持满，不时御神，务快其心。逆于生乐，起居无常，故半百而衰也。”这句话的重点在“不知持满，不时御神，务快其心。逆于生乐”，人完全与自然规律背道而驰，很自然就在人到半百的时候，五脏六腑的精气神就过早衰竭了。如果变成这样，自然疾病就会过早地来临。

● 首乌芝麻蜂蜜膏，治疗便秘的良方

便秘是困扰老年人的一种常见病，体内水少火旺，就会形成这种疾病。那么，老年人该如何消除这种烦恼呢？

老人便秘的原因，可以说是非常多。但是，“万变不离其宗”，因为老年人的身体基本体质特征，是以肝肾阴虚为多见。肝肾阴虚，我们可以将阴比喻成是水，将阳比喻成是火。你水少了，火相对旺了，俗称为上火了。你火大了，自然会影响到你的大便通畅。

当然，这里边还有其他的一些原因，我们也要考虑在内。比如说像老年人的肺气弱，肺与大肠相表里，那么反映在大便问题上，就会存在这个问题。我这里有一个小方法，就是大概每天活动个五分钟十分钟，这样有助于增强肺气。第二个方法，也是食疗的一个方子。第一味药叫生首乌，生首乌也是食品，在卫生部公布的食药同源类的食品里边，它在其中，所以可以放心去吃，没有任何的毒副作用。具体就是：生首乌 30 克；黑芝麻 15 克；蜂蜜适量。将生首乌跟黑芝麻用水煎煮一下，不要放太多的水，少量就好，而且不要煮煳了。这样煎煮完了之后，再用些蜂蜜调和一下，之后冲服喝就可以了。生首乌 30 克和黑芝麻 15 克是一天的量，你一天可以吃两次。这样的话，对于我们老年人的便秘有不错的效果。

●孔氏独门秘方，清肝利胆降血脂

高血脂是困扰中年人的常见病，那么，针对高血脂，又有什么样的治疗方法？在饮食上又该注意哪些？

其实，在中医里是没有高血脂症这个名词的。从中医上来讲，实际上高血脂症还是一种湿邪。这种湿邪固化在你体内的各个血管当中，成为一种胶质在上边挂着，我们管它叫高血脂，这是中医对高血脂症的一种认识。

在治疗上，我们还是按照中医的方法，就是清肝利胆、健脾化湿。对于中年朋友来说，我也有一个小方子可以给大家参考。这个方子也是我父亲留下来的。大家最好在医生的指导下，来运用这个方子。医生的指导，主要是来对你的这个身体症状进行一个准确的判断。如果判断你是属于这种湿浊的高血脂症，就可以照着这个方子去吃，也没有任何的副作用。这个方子是这样的：生牡蛎15克；生石决明30克；生赭石12克；旋复花12克；桑寄生30克；炒知柏10克；云茯苓30克；橘子络核各15克；法半夏10克；川牛膝15克；生薏苡仁30克；川萆薢15克；生炒山楂各15克；建泽泻15

克；赤小豆 30 克；霍石斛 30 克；荷叶 10 克；血琥珀 5 克。

这是一剂药的量，每天早晚饭前或饭后半小时，各服一次。但是，如果不是很严重的高血脂，我们在饮食方面，应该怎么调节呢？比如荷叶，把它熬成粥，对高血脂有非常好的食疗保健作用。像山楂糕、山楂水、茯苓这种东西，也都非常好。

节制饮食才能延缓衰老

在饮食方面，因为老年人肝肾阴虚，因此绝对不可以过多地摄入肥甘厚味，即少吃鸡鸭鱼肉，以清淡为主。而且，饮食不要过饱，吃到八分饱就行。同时可以采取分餐的方法，就是把一天的饮食量分成三餐、四餐，甚至是六餐。

● 脑溢血的中医学解释

如果中老年人是肝肾阴虚体质，会引发什么样的疾病呢？我来详细介绍一下。

我们先说老年人，老年人的这种肝肾阴虚体质，首先会引起的可能危及生命的病，应该是中风。什么是中风呢？中风实际上就是脑血管疾病。我们把中风分为两种类型，一种是叫中经络；另外一种叫中脏腑。中经络相当于现代医学的脑梗；中脏腑相当于现代医学的脑出血。这比较危险。所以，从两者来看，中经络是比较轻的，一般是在安静状态下发生，而且能较好地恢复。但是中脏腑就不是这样简单的了，也许只有一次，就可能导致死亡。

“中风”多见于老年人，主要原因是体内水不治火，情绪一激动就会气血上冲于脑造成堵塞，严重的就成为脑溢血。

临床之中，也有既有中脏腑又有中经络这种情况。因此，它的划分并不严格。但是，中经络的这种症状，一般是没有中脏腑的症状的；而中脏腑却必然包含中经络的症状。

为什么老年人会得这种病呢？说起来不外乎有这么两种原因。首先就是暴怒，从《黄帝内经》上，我们可以看到这样的话：“大怒则形气绝。血菀于上，使人薄厥。”实际上，从这里面，我们可以分析得出：中风病之所以发生，是因为情绪上的暴怒。但是，我认为这只是一个外因。其次，就有个内因。内因是什么呢？内因还是因为老年人的精血亏了，肝肾阴虚导致了肝风内动。什么叫肝风内动呢？因为你的体内现在是水不治火。也就是说，你可以把自己的身体当成是一个小社会，这时你的小社会里没有消防队、没有水，全是火了。火的属性是向上的，会挟气血上冲于脑。人的寿命有限，到了老年，血管不会像年轻人那样柔韧，会有点坚脆。于是，当血液上冲于脑，血管又没破，造成了脑部里边血管堵塞，这种症状，就叫做中经络。西医对付它的方法，就是以溶血剂来化解这种症状。中脏腑呢就比较厉害了，脑溢血一出来，就很难治疗。

● 羚羊粉和珍珠粉的妙用

如何预防这类疾病的发生呢？中医讲究“治未病”。在中老年这个年龄阶段，要以预防为主。规律的生活是中老年人养生的重要部分。中老年人在生活起居上，应该保持哪些原则呢？饮食上又该怎么去做呢？下面，我来给大家讲讲如何预防这种常见病。

我认为，人从中年的时候就应该注意保养身体了。《黄帝内经》上有言：人过四十，阴气自半。就是人过了四十岁，无论你是有病还是没病，也不论你是男的还是女的，在这个时候，我们的精血就亏去一半。这是一个自然规律，谁也不可能与它去抗衡。因此，我们谈养生，只不过是找到一些正确的方法，找到这些疾病发生的原因，采取一些必要的措施，来防止它过早发生，以延缓生命衰老的速度，这是我们要做的。要想长生不老，那是不可能的。

如何预防脑血管意外？首先，老年人不要生气，保持一个愉悦的心情。因为你一生气，就有可能发病了。在生活起居方面，老年人早晨起床，不要一睁眼就马上起来，应该是醒了以后，在床上平缓地躺一会，再慢慢起来。这是一个生活起居上的小问题，但是任

老年人脾胃功能减弱，保养脾胃切忌四点：动为纲，事为常，酒少量，莫愁肠。

何大事情都是从小问题上产生的。

在饮食方面，因为老年人肝肾阴虚，因此绝对不可以过多地摄入肥甘厚味，即少吃鸡鸭鱼肉，以清淡为主。而且，饮食不要过饱，吃到八分饱就行。同时可以采取分餐的方法，就是把一天的饮食量分成三餐、四餐，甚至是六餐。这样的话，可以消抵老年人因为脾胃功能减弱而导致的饮食不化。不化则淤而化热、化火，这是一个基本原则。

因为老年人的血管壁比较脆，于是，秋冬季节就成为脑血管病的高发期。如何在这个时候预防脑血管病呢？

在季节交替的时候，比如从秋天到冬天，天气马上就要变寒冷了，冷缩热胀。这时，血管收缩，老年人的血管壁比较坚脆，就容易出问题。这时，我们就应该注意一下。

在饮食方面，要少饮食。可以隔天服用一些三七粉。三七大家都知道，主要是活血化淤的。在运动方面，不要做剧烈运动。老年人就适合散步，要保持一个乐观的心情。如果你脾气暴躁，容易让你的肝气横溢。肝是主疏泄的，你这个肝疏泄的功能出现问题了，在你体内淤而化火，也会引起气血上冲于脑。对于阴虚阳亢，在日常的饮食当中，就不要吃容易让你火热的东西。那些油炸的刺激性的，不要吃，应该吃比较性温的东西。

对付血压高、血脂高和血糖高的良药——三七

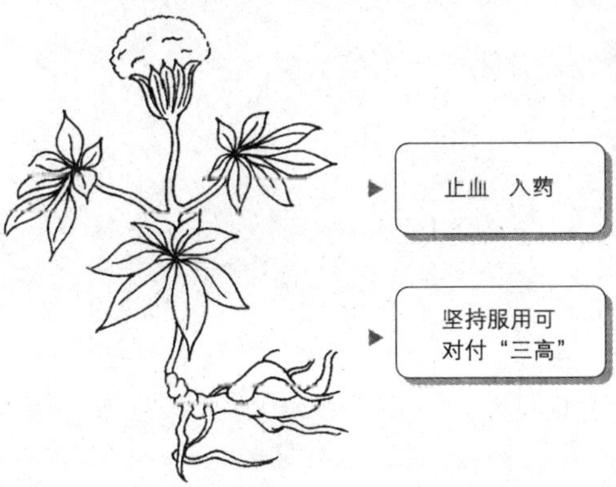

三七，因枝分三枝，叶为七片，故称为三七，又名田七、金不换。在清代《本草纲目拾遗》一书中有“人参补气第一、三七补血第一”的记载。驰名中外的“云南白药”就是以田七为重要原料。

我还可以给大家推荐两个药，这药也没有什么副作用。第一味叫做羚羊粉，就是羚羊的羊角轧成的那个粉。《药性赋》的第一味药品是犀角，犀角解心热，羚羊清肺肝。羚羊主要是清肝经和肺经之热的，而高血压主要还是肝经内热。《黄帝内经》上有句话，就是“病机十九条”里边说“诸风掉眩，皆属于肝”。意思是一般的内风疾患出现头目昏花、肢体颤动的状况，一般是肝病变。羚羊粉能够

珍珠粉性寒，因此如果是胃寒的人，最好在饭后服用。

清除这种肝经和肺经之热。

除了羚羊粉以外，我们还可以吃一点珍珠粉。有的人认为，珍珠粉是女性美容的专用品，其实不然。珍珠粉是治中气血的，它有将你一身之气血沉降下去的作用。而且，还能安神，有助于睡眠。

山药粥与企鹅晃

山药是非常好的东西，它主要是滋阴的。山药除了熬粥外，也可以蒸着吃，都是很好的食用方法。做企鹅晃的时候，要将你的气血有意识地向下引导，引到你的脚下。

中医认为，晚上睡觉是养阴的过程。对于中年人来说，如果睡眠质量很好，养阴的过程就好了。中年人因为在青年时期，有长期的工作压力和生活的不规律，往往忘记养阴的过程，所以造成了阴虚的体质。阴虚火旺导致气血上冲于脑，形成功能性高血压。但是，这种高血压完全可以通过饮食、运动的调理，规律合理的生活来调治过来。对于这种病症，大家也不用怕，只要采取必要的措施，做到起居有常，自然能够避免患这种疾病。

关于老年人，还有一个应该要特别注意的，就是感冒。对于青年人来说，感冒可能没什么大不了的，不管是吃中药、西药，甚至是不吃药，也许一周就能好。这是因为青年人的身体抵抗力比较强，可是老年人就不一样。老年人一旦患感冒，往往能引起十分严重的后果。因为老年人的抵抗力很差，所以就有可能引起合并肺炎。老

藕性寒味甘，具有凉血散瘀、止渴除烦的功效。藕汁与梨汁各半，还能治痰热、咳嗽。

年人本身肺气弱，简单的感冒甚至能引起死亡。因此，对于感冒是万万不能轻视的。但是，怎样预防感冒呢？对于老年人来说，要找到得病的内因，这个内因就是阴虚内热。如果你消除掉阴虚内热，自然能预防感冒发生。而消除阴虚内热最好的办法，就是少吃肥甘厚味，同时多喝一些粥，比如米汤上边那个油啊，小米粥啊，这些东西。多喝粥、多吃一些新鲜蔬菜，你就可以避免感冒的发生。

现在，糖尿病也可说是中年人的专利了。尤其是这几年，患糖尿病的中年病人非常多。其实，糖尿病的发生原因，与高血压、脑中风的机理是一样的，都属于燥热伤阴。那么，我们应该怎么保养呢？

糖尿病人会感觉老是渴，嘴里总是苦。那么在饮食方面，可以吃一些清肺热的东西。如果说胃老是觉得烧得慌，那是中上消，就找一些能够和胃的东西。比如说喝些鲜藕汁，就有升清、降浊、凉血的作用。还有属于肝肾阴虚的，就是中下消，在化验中，尿中发干了，这就比较严重。因此，糖尿病患者必须要先遵从医嘱，在饮食上严格控制。如果每天的定量是二两粮食，就只能吃二两。

为了不得这个病，作为中年人来说，在日常的生活当中，就不要大量喝白酒，不要熬夜。我给大家推荐一个小方子，以预防这种疾病的发生。这个方子，其实就是山药粥。它的制作方法很简单。取生山药粉50克和大枣5个，把这两样东西捣碎做成粥，每天早晚喝一点，这是一天的量。不管是预防糖尿病也好，还是已经患有糖尿病的人，这都可以起到很好的预防、降糖、降血脂的作用。这是针对中年人预防糖尿病的一个方法。

肝肾阴虚的老年人，也可以常喝山药粥。山药是非常好的东西，它主要是滋阴的。除了熬山药粥外，也可以蒸着吃，都是很好的食用方法。

除了饮食方面需要注意之外，运动上也有个方法。我把这个方法叫做企鹅晃。我们都知道，企鹅在地上一站，一群企鹅围着就会左晃右晃、前晃后晃。我们可以把人体比喻成一口钟，我们脖子这个地方向下，是一个钟形。脊柱就相当于钟摆，以这个钟摆为中心，你全身放松，两脚与肩同宽，将你的重心从左移到右，再从右移到左。你可以没事就晃一晃，但是在晃的过程中，要将你的气血有意识地向下引导，引到你的脚下。

每天晃多久呢？晚上看电视的时候，可以一边做一边晃，晃个

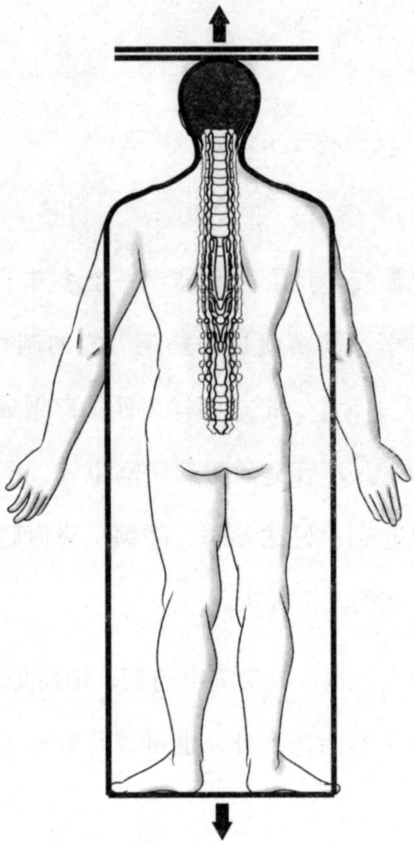

企鹅晃最重要的还是气血牵引，头部向上脚步向下用力。长期坚持能够很好的预防头痛、高血压，并缓解腰颈椎疼痛。

三五分钟。这个方法不仅能够引导气血下沉，起到一个很好的预防保健作用，比如预防头痛、高血压。同时还能缓解颈腰椎部的疼痛感。

当然，在晃的时候，我们还要有一个这样的意念，大家可以自己在家里试一试。就是在你用力抬起一件很重的物体时，你感受一下自己的头是什么感觉。那么肯定会有两个感觉：一个是我的两个脚在往下用力；另外一个是我的头在向上顶。

我们在晃的时候，就要把这两个意识加进去，就像头悬梁一样，有个绳子吊着你往上边抻，而你的颈椎的骨节是往下缩的，形成一种牵拉的样子。但是这种牵拉，是在精神意识指引下的牵拉，与简单的物理上这种身躯放长是不一样的。因此，这个企鹅晃不仅有引导气血下沉的作用，同时能很好地缓解颈腰椎的痛感。

第十章

以内养外——女性养生

女性除了“经、带、胎、产”之外，其它疾病和男性没有太大区别。女性应该避免“忧思忿怒，形寒饮冷”；而且要注重以和为贵，做到人和、己和，以内养外，使身体阴阳平衡，健康美丽。

如何做个漂亮女人

女性的生理结构与男性不同，阴阳属性上也不一样。男性属阳，女性属阴。如果女性能与“忧思忿怒、形寒饮冷”断绝关系，就能避免或者减少疾病的发生。

● 女性养生绝“八字”

女性朋友是否知道“经、带、胎、产”在生命中的重要性呢？对于女性养生，又有哪些方面需要注意呢？事实上，说起女性养生，在我之前所说的各种方法，对女性都有用。我觉得女性和男性在生理上还是有区别的，然而从根本上看，女性除了经带胎产以外，其他疾病和男子没什么区别。

那么，什么是经？经，主要是指的是经血；什么叫带？比如女性的一些带下症；什么叫胎？就是十月怀胎，男同胞肯定没有这个；什么叫产？这个更好理解，就是生孩子。因此。关于女性养生，我认为重点在这四个方面上，就是经带胎产。对于女性来说，应该怎样着手对自己的身体进行有效的保养呢？我送给女性八个字，就是：

女性因为操持过多，一般都心思细腻，这样也容易导致思虑过重，伤及身体。

忧思忿怒，形寒饮冷。如果女性女同胞与这八个字断绝关系的话，就可以高枕无忧了。

女性朋友该坚持怎样的健康理念，打破生活中的健康隐患呢？首先，我们还是要从女性的特殊性来入手。我们都知道，女性的生理结构与男性不同。而且，女性与男性在阴阳属性上，也不一样。男性属阳，女性属阴。旧社会说“男主外，女主内”，事实上也是这样逻辑关系衍生过来的。主外，就是以外、以动、以表，这就是阳；主内自然是属阴了。因为女性的这种阴性的特点，加上这种生理结构的基本特征，因此，如果女性与我所说的那八个字断绝关系，就能避免或者减少疾病的发生。

- **别把自己气坏了，睡前泡泡脚**

前面提到“八字”，这前四个字就是：忧思忿怒。忧思指的是什么呢？女性一般是多有忧患意识的，因为她操持家务比较多。而且，现在的女性与男性所承受压力几乎相同，她的思虑不亚于男性。忿指的是什么呢？就是没有把脾气完全发泄出来，比如和老公吵了半天架，或者在外面遇到了什么事，很生气，憋在心里，就是忿了。怒指的是什么呢？就是不讲理嘛。

忧思忿怒对人体的生理功能，会产生什么样的影响？关于这一点，还要从人体的生理结构上来看。一般来说，我们的人体有先天之本和后天之本。先天之本在肾；后天之本在脾。也就是说，当一个人刚刚来到这个地球上，是感受着天地之气，禀赋了天地之气的。比如你从父母那儿传承下来的遗传基因，它都是先天性的，它决定你属于什么体质，决定了你从生下来的那天起身体是好还是坏，是强还是弱。

但是，更重要的还是赖于后天的津血乳养。后天津血来源于哪里？来源于我们每天都要吃的五谷杂粮。饮食入味，化生津血。一般从理论上来说是：“总统于心，生化于脾，藏受于肝，输泄在肾，宣布于肺。”完成这个过程之后，这些东西在女性这里化为乳汁，在男性这里则化为精液。这是一个人的生理功能大概的情形，也是一个正常的生化过程。

而女性的忧思忿怒，就会打破这种规律的平衡。忧思忿怒不仅会给女性朋友带来情绪上的波动，长此以往，还会引发各种妇科疾病。比如说，我们经常能看到一些年轻的姑娘，她好像什么病都没有，就是经血不调。去医院检查呢，也没什么事儿。可是连续两个月都没有月经，却没有病，这可怎么办？这是什么原因造成的呢？你去医院，医院也没办法，顶多给你打一针黄铁酮，打完之后就好了。可是，他给你打的是激素，对身体没有任何好处，况且，这也不是治病求本的方法。

那么，在这种情况下，你就要先从心志上来改善了。因为忧思忿怒会使你体内的气血凝滞。人生气的时候，手会发颤。为什么？因为人在生气，气在休内的流畅运转发生了问题。血液在脉管里边的流动要靠气的推动，所以，忧思忿怒就会影响到你。怒伤肝，造成肝淤，就会两肋痛胀。那么女性就有可能感觉到乳房酸胀。气滞则引起血淤，那么，经血自然就不会来了。因此可见，忧思忿怒有多重要。

还有些女性，除了有停经的这种现象以外，还有痛经，痛经也是由气滞、血淤导致的。痛经怎么办呢？一般也就吃止痛药，暂时把痛的现象掩盖了。但是，过了半年，到医院去拍片子，可能会发现这么大的一个肌瘤。但是，你完全可以通过在平时的饮食合理搭配，来改善你的这种情绪。如果在中医的指导下通过一些药物的调理，防患于未然，将这些致病的因素扼杀在摇篮中，那么，你就不

每天晚上坚持泡脚，能够松弛神经、缓解疲劳、调理气血，对治疗女性痛经很有好处。

会得这种病了。但是等到它真的形成一个肌瘤，就晚了。你要是上医院开刀，开刀了还会复发。为什么呢？开刀只是把病灶给摘除了，但形成肌瘤的原因还是忧思忿怒。因此，我们中医讲“治病必求医本”，就是找到她患病的根本原因。这里有一个简便易行的方法，就是用热水泡脚。泡脚的时候注意用的桶一定要高一些，最好能够将近到膝盖，而且泡的时间要长。每天晚上临睡觉前用热水泡到额头微微出汗，一边泡一边喝点酒。注意是喝红酒，不要喝多，一小杯就半两就够了。尤其是在经期到来的时候，这对痛经有很好的效果。

脾气暴躁对身体造成的伤害很大，中医有“怒伤肝”之说。对于女性而言，发怒不仅仅极易诱发乳腺增生、经血不调等妇科疾患，对容颜也是最大的威胁和损伤。人在暴怒时会脸红脖子粗，血管扩张使头颈部充血，中枢神经对血管的调节机能失调，影响颜面肤色健康。在连续不断的怒火刺激下，皮肤色泽会变暗，面部会失去弹性而加速松弛，出现皱纹，使细胞加快角化而衰老。生活中如果我们仔细观察，就会发现：脾气暴躁、爱发怒的女人容易出现皱纹，老的也更快。

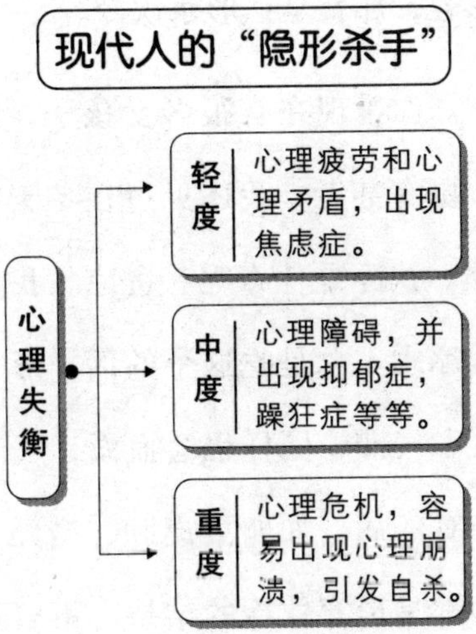

所以，为了保持自己的心理平衡，我们要坦然面对现实环境，要以和为贵，善于适应变化。现代人要想顺利地适应快速变迁的社会，就必须要与现实环境保持良好的接触，以客观的态度面对现实，冷静地分析事实，理性地处理和解决问题，并随时调整，保持良好的状态。

● 要风度更要温度，老鸭汤美容

还有哪些不良的生活习惯制约着女性的身心健康呢？很多女性，尤其是年轻女性，在生活中，总是有一些不良的生活习惯，可以用

很多女孩子喜欢吃零食，其实这样不仅导致肠胃活动不规律、加重肠胃负担，还容易上火。

接下来的四个字来形容，那就是：形寒饮冷。

形，指的是形体。你看现在有很多女孩子，穿露脐装，后腰也露着；冬天穿裙子，更有甚者，我还见过在冬天穿超短裙的。这些都不是好的生活习惯。饮冷是什么呢？贪凉。我见过有的女孩子爱吃冰激凌、冰砖或喝冰水。总是吃这个的话，形寒饮冷同样会在你体内导致寒凝、血凝和气滞，同样也会血淤，气滞血淤就会导致这些疾病的发生。比如有的病，如卵巢囊肿、痛经、闭经，还有如子宫肌瘤、乳腺结节等都是形寒饮冷的结果。不要等到真的病了，就说吃两副药就好了，无论是谁，也没这样的本领。子宫肌瘤形成了，用两副药就能治好，根本不可能。因此，我们还是要自己先在生活中主动与“忧思忿怒，形寒冷饮”断绝关系，使自己的心情舒畅。

现代社会中的健康饮食已打破了传统的饮食模式，改善膳食结构也成为女性朋友维护自身健康，美容养颜的一大秘诀。在饮食上女性首先应尽可能地避免寒凉性的食品；再者注意少吃零食，这些吃多了容易上火。如果有条件的女性，可以在家里多喝点老鸭汤。注意煮汤的时候不要用高压锅，就拿普通的锅用小火煨，炖它三个钟头。而且老鸭汤喝多了还不会上火。把一只老鸭炖三个钟头后把

子宫肌瘤

- 未孕女性：权威研究表明，女性一生中如果有一次完整的孕育过程，能够增加10年的免疫力，而这10年的免疫力，主要针对的是妇科肿瘤。未育女性得不到孕激素及时有效保护，易发生子宫肌瘤等激素依赖性疾病。
- 性生活失调：中医认为，妇人为性情中人，夫妻不和，势必伤及七情。七情内伤，气机不畅，气血失调，气滞血淤，淤积日久，则可为“症瘕”（肚里结块）。长期性生活失调，容易引起激素水平分泌紊乱，导致盆腔慢性充血，诱发子宫肌瘤。
- 长期抑郁：中年女性面临着工作和家庭的双重精神压力，易产生抑郁情绪。女性自身的抑郁情绪，很容易促使雌激素分泌量增多，且作用加强，有时可持续几个月甚至几年，这同样是子宫肌瘤产生的重要原因。

油给它撇出去，往里边放一点冬瓜，还可以放一点茯苓，这也是化湿的，这是美容一大良方。

以和为贵，美容养颜

女性朋友应力保家庭和睦，做到人和、己和；还要避免寒凉食品，多喝能够化湿的汤，少吃甜食。不要盲目美容，以免造成终生痛苦。

● 控制自己的食欲

和，是中华传统的人文修养和高尚的道德情操。那么，女性朋友在生活中怎样做到“以和为贵”呢？首先，你要做到在家里面和。如果是老人，就不要与自己的子女生气；如果是年轻人，就不要和自己的老公生气。一家人，和为贵。还有许多女性，自己跟自己生气。所以，最难做的，就是己和。如果你能做到这些，就不会导致我上述所说的疾病的发生。

对于女性朋友来说，美容养颜也是很重要的。那么，如何改善膳食结构，维护自身健康呢？就要尽量避免寒凉性的食品。同时，女性朋友还有很不好的生活习惯，比如吃零食，瓜子、花生这些油脂类的，吃多了就会上火。尤其是年轻女性，更要注意。老年女性朋友也该少吃，因为它的热量和油脂太高。

女性一定要少吃甜食，甜食吃多了使人发胖，再没有适量的运动，就会跟吹气球似的，很快就胖了。胖了之后再减肥，而只有适当的运动才能减肥。像那种扎减肥针的说法，我认为是达不到减肥效果的。有的通过扎针灸，是有效果的。但是你还是要通过良好的生活习惯来把身材维持住。

以和为贵

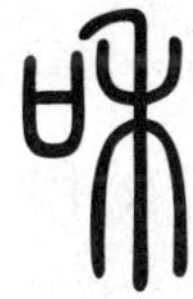

其实“和”字最初始的意思就是“能够吃得上饭”。我们的祖先觉得能够吃得上饭就是件非常好的事情，感觉非常满意了，后来才引申出“美好、融洽”等意思。他们对物质没有太多的欲望，也与人无争，所以能颐养天年。现代人如果能够保持这种心态，也会减少很多疾病。

面部的色斑、痘子都是因为内部失调引起的。因此消除这些问题也要从内做起，以内养外。

• 千万别只顾表面感官的好看

我想，大多数女性朋友还是很关注美容和养颜的。但是，在这方面，许多人还存在着一定的盲目性。那么，怎样才能做到健康与美丽并行呢？

说到这里，我还要强调一下。我也接触过几个朋友，她们非常重视美容，每个月都花许多钱，那些名牌化妆品可以说是没有没用过的。但是效果却不一定尽如人意。我有一个好朋友的爱人，就因为买高档化妆品不慎，出问题了，那张脸越抹越黑。因为像这种化学合成剂的化妆品，是经过工业化生产的，有的里面含铅和汞，甚至是锟。你每天把这些东西往脸上抹，还能好吗？

还有的人去美容院。我认为，美容院也好，我们消费者也好，对都市里的美容认识是有误区的。这种认识，是把感官放在第一位，而不是把健康放在第一位；至于说健康如何，那不管，反正是做完了美容之后，感觉光滑了。甚至还有更先进的方法，比如皮肤的打磨、激光的照射。

有的人觉得自己脸上长了个痘痘，就用激光给弄掉。我觉得，父母给了你什么，只要没有严重影响到你的学习、生活和工作，就没必要非得把它去掉。人皮肤长得厚薄与否，与这个人的生活和所在的地区，也是有关系的。农民长期在田地里干活，手上就会生茧子。生茧子是好事，为什么呢？因为人是有自我的一套调整系统的。一遇见外面的危险，这种系统就会奋力抗争。老茧就是这样生出来的，是为了保护皮肤不受侵害。发烧也是如此，当外面病毒来袭，里面就派兵迎战。皮肤同样是如此，在寒冷的地方，人的皮肤就要薄一些；在炎热的地方，就要厚一些。如果明明是这样正常的皮肤，你非得打磨它，把皮肤打磨光滑了，这是在损失你健康的基础上得到你感官上与虚荣心的满足。

以内养外是正道

低烧会影响到一个人的阴阳平衡，也就会影响到胎儿的发育。女性怀孕时，不要盲目地吃得太好，以防体内形成阴虚内热的格局。对于女性来说，不管是从内科养生，还是从美容养生，总结一句话，就是：注重以内养外，而非以外养内。

● 小心“低热”这个孕期杀手

低热现象的产生，是女性疾病的一个显著表象。它还有哪些特征呢？低热现象产生的原因又是什么呢？

比如说，我在我父亲的临床诊断中，发现了这么几例患者。有一个年轻的夫妇，她之前生过双胞胎，而孩子在生出来的时候就夭折了。后来，时隔几年，她又怀孕了，又生了第二胎。但所生出来的孩子带有先天不足，就是脊椎裂。按中医来讲，就是发育不良，属于脑跟脊椎里边的髓出现了问题。这是一种什么病呢？后来，在观察中，我父亲就问她，你在怀孕期间，是否得过什么病？她说我什么病都没得过呀。后来，她突然想起来，她曾经连续很长时间低

女性怀孕之后，不要盲目补充营养。否则吃得太好了，反而会造成自身阴阳失调进而影响到胎儿。

热，低烧37度多，大约持续了一个多月就好了。

从中医理论上来讲，低烧会影响到一个人的阴阳平衡，也就会影响到胎儿的发育。作为我们中国人对人的认识，人之生，先生经，之后生髓。经和髓在哪里呢？都在脊椎干上。在她怀孕的初期，她持续低热了一个多月，自然会影响到经与髓。经髓亏了，所生出来的孩子，就有可能在这方面有缺陷。

所以，女性一定要注意低热。如果你去医院去查，可能没任何问题，但是一定要注意。

低热的特征是，首先它的温度不会超过38度，一般都是37.2度，或是37.1度，比高烧要低。而且，她的脸的两个面部，会是潮红的。还有一些现象，比如两个手的手心发烫。这种发烧，往往在早晨起来的时候就好了；到了下午，基本从傍晚开始，就又上来了。为什么能产生低热呢？低热的特征又是什么？之所以形成低热，与其饮食结构有直接关系。我所接触的许多年轻女性，都在怀孕的时候发低烧，就是因为吃得太好了，导致体内形成阴虚内热的格局。而阴虚内热就容易出现低烧。因此，这也是在生活中需要格外注意的一个细节。

● **墨汁能够止血吗?**

我还遇见过一个女孩子，她问我说:“我们写毛笔字的墨，是不是可以止血?”因为这个女孩子曾经患过崩漏，流血不止。后来，也不知道听谁说的，说吃墨可以止血。告诉她这件事的人，应该还是懂得一些中医知识的。

中药里，有个药叫血余炭。墨能止血的意思，也是要把墨给烧成炭服用。其实这个典故是发生在宋朝。在宋徽宗的时候，宋徽宗的妃子产后流血不止。后来，有个姓李的人，他们家是专门卖墨的。皇帝从他们家买墨，然后用火烧，烧成了焦炭，之后，再把它沏水去喝，就把血给止住了。止住之后，所有的皇宫贵族们都觉得这个墨好，是墨宝啊，于是就把所有墨都买光了。

这是一个历史典故，至于有没有这个效果，我认为，大家应该在医生的指导下去使用它。真的出现出血的症状，大出血的话，也很危险。因此，在日常生活中，还是不要擅自动用这些药。如果只是简单的小问题，我们可以通过一些简单的方法，来达到自我养生调节的目的。但是，对于专业性的养生保健，就应该在专业医生指

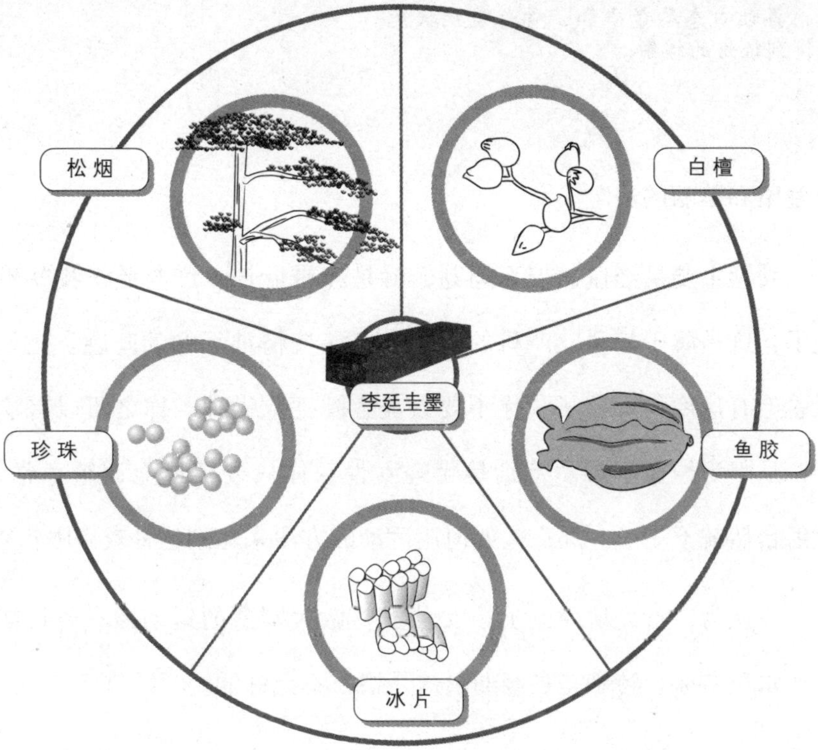

李廷圭是南唐人，他以松烟、珍珠、冰片、白檀、鱼胶为原料，制成的墨坚如玉，宫中用来画眉毛，在宋代已经很难得，到明代更是贵如珍宝，有“黄金易得，李墨难求”之说。

导下，对之进行有针对性的手法。这也是我针对女性养生的一点建议。

• **带脉和十二经络练习法**

女性健康最重要是以内养外，由内而外的保养才是女性朋友保

多吃清热解火的蔬菜如苦瓜、冬瓜等，再让心态尽量平和，青春痘症状就能得到很好的缓解。

持健康和美丽的法宝。

女性主要是经血、带下问题，就是经带胎产。产与胎，我就不说了，这是属于妇科、产科的。我只说保持精神舒畅的问题。比如说脸上有疙瘩的女孩子，你不要去美容院把它做掉。你之所以有疙瘩，是因为经血不调。特别是年轻女性，你只要把经血调整正常，疙瘩自然就下去了。那么，如何用运动的方法来达到这种效果呢？

我认为，首先从原则上，女性不要做太剧烈的运动，不要长期在冷水里游泳。特别是在经期，这是根本不允许的。

那么，她可能做什么呢？打打太极拳、推云手，这些都是很好的。这种东西一学就会，做一下，可以锻炼自己的带脉，使带脉畅通。通过推云手，能锻炼你的十二经，使之通畅。那么，经血自然会调整回正常的状况。

所以，对于女性来说，不管是从内科养生，还是从美容养生，总结一句话，就是：注重以内养外，而非以外养内。

下面，我主要讲讲针对女性的带脉和十二经络的练习。

什么是带脉？顾名思义，是在腰部上，就是皮带系的这个位置。

它约束我们上下十二经的通道。所以，你的带脉如果通畅，就可以对经带之肌起到缓解的作用，达到保健的效果。这个动作是怎么做的呢？很简单。这个动作就是看两个手，手心冲下，画圆儿。向左画圆，再向右画圆。画圆是很简单的练习十二经络的一个动作，这个动作，在太极拳里面叫云手。不管是男性还是女性，只要是想疏通自己的十二经脉，都可以练练。它的要点在于，你在走的时候，眼睛要随着手走，手心冲外，好像你要把眼前的门帘拨开一样。

睡眠养生，最佳法宝

大诗人拜伦说过这样一句话：“早睡早起最能使美丽的脸鲜艳，并降低胭脂的价钱——至少几个冬天。”东方大美人关之琳对睡眠是这样理解的：“睡眠绝对是皮肤的救星，不管工作多忙，我都要坚持每天睡足8小时。”

除了由内至外的保养和调理，对女性来说最好的保养方法便是睡眠。优质的睡眠能让女性的皮肤看起来光泽滋润，整个人朝气蓬勃。

然而，现代女性似乎都缺少睡眠。睡眠不足，会让女性的健康和美丽严重受损。

• 睡眠不足的危害

——导致皮肤黯淡无光

这也就是通常人们所说的“气色不好”。相信大多数女人都有过类似的经验，倘若前一天晚上没有睡好，第二天脸就会看起来灰灰的，没有光泽。

肤色是毛细血管循环的外在反映，因此要想肤色好，首先要做的是调理气血。

我们都知道脸色是呈现在外的一种状态。但是你知道吗？健康红润的皮肤，其实是源于皮肤表面的毛细血管畅通，血液循环好的人皮肤看上去就比较亮泽。休息好了，血液循环才会更畅通。一旦你不好好睡觉，你的毛细血管就会变得疲惫，这反映在你的皮肤上，其结果就是让你的皮肤出现灰色的色素，面容黯淡无光，甚至出现苍白和衰老。

——影响皮肤的新陈代谢

皮肤也自有它的新陈代谢周期，一般说来，这个周期大约是28天。皮肤通过正常的新陈代谢，可以把死皮等排出体外。一旦皮肤表面得不到充足的血液，各细胞的新陈代谢就会遇到障碍，废物排不出去，你的皮肤就会迅速衰老。

生活中我们常常看到有些年过40的女人皮肤依然很好，而有些30不到的女人，皮肤就已经失去弹性和光泽，俨然一个“黄脸婆”。抛开心理和化妆品的因素，睡眠上的差距绝对是一个非常重要的因素。

——毁掉你的“亮眼灵眸”

睡眠不足是黑眼圈和眼袋的元凶，造成这一状况的原因就是：睡眠不足影响了眼部的血液循环。实际上，眼神是最能反映一个女人

眼睛是心灵的窗口，只有长期保持平和的心态，才能使得自己的眼神清澈明亮。

年龄的地方。生活中我们都有这样的经验：青春可爱的小女孩，眼神清澈透亮；再大一点，眼神里就有些杂质了；到了中年，女人的眼神中就会透露出些许成熟和沧桑；而到了老年，眼睛里就只剩下浑浊了。有时候我们会在生活中看到一个女人，面部皮肤和颈部都保养得非常好，没有皱纹也不缺水，可就是感觉她年龄不小了。那么是什么出卖了她的年龄呢？就是眼神。倘若能够保持一颗平和的心安然入睡，就可以让你的“亮眼灵眸”保持得更持久，你也会更美丽、更年轻。

——使内分泌失调

皮肤上的瑕疵是最让女人头疼的了。暗疮、干燥、斑点的形成原因有很多，但其中一个很重要的原因就是睡眠不足而引起的内分泌失调。很多长斑的人都深有体会：好好地睡上几天，斑点就会淡化许多，比任何“祛斑霜”都有效，又安全。年轻的女人一旦没睡好，第二天额头上就会冒出几个讨厌的小包！

• 睡美人四大法宝

法宝一：睡前的皮肤护理很关键

不要带着残留的化妆品睡觉，要知道你的皮肤也需要呼吸。睡前无论多累，都尽量好好地洗个脸，彻底清除脸上的污垢。由于现在空气污染比较严重，选择一款适合自己的“洗面奶”很重要。爱化妆的女人一定要在睡前卸妆——记住，这很关键！

皮肤也需要“喝水”，睡觉前涂上一些收敛水，既可以补充皮肤夜间需要的水分，还可以收缩毛孔，可谓一举两得。乳液则尽量选择稀薄一点的，或者使用专门的夜间晚霜。工作较辛苦、皮肤较干燥以及年纪偏大的女性可以试试夜间面膜。

法宝二：睡眠时间悉掌握

皮肤的新陈代谢和体内排毒通常在晚上 11 点到半夜 3 点时进行，并于深夜 1 点至 3 点之间达到巅峰。所以倘若能在 10 点左右入睡，便正好能在进入深眠期时，让各种生理作用达到最佳效果。10 点以前睡觉恐怕很多女人都做不到，那就尽量在 11 点之前吧！

倘若连 11 点以前都做不到，那么最起码要尽量保持固定的就寝时间。生活如能维持一定的规律，身体自然而然也会产生规律性，这样皮肤原来所具有的再生能力便可以得到强化，才能让你拥有健康美丽的肌肤。

睡眠排毒时刻表

21：00～23：00	免疫系统排毒
23：00～凌晨1：00	肝部排毒（需熟睡）
凌晨1：00～3：00	大肠排毒
早上7：00～9：00	小肠大量吸收营养

法宝三：睡姿有讲究

睡姿与面部皮肤的保护也有密切的关系。最科学的睡眠姿势是仰卧，它能使血氧充足，颜色红润。同时，仰卧时两手顺身体自然放下，全身放松，这样对入睡也有好处。

法宝四：重视细节睡得香

睡前用热水泡泡脚，然后用双手在脚趾、脚底、脚面反复按摩，再活动一下脚趾，可以帮助你缓解一天的疲惫，睡个舒服觉。

此外，洁净的房间、清新的空气、舒适的寝具等，都是不可缺少的。

第十一章

养生漫谈——以自然之道养自然之身

我们不能武断地判断中医治病比西医慢，二者都有其各自的理论体系，中医重整体，西医重局部。两者都有其科学合理性。人们在养生之时，应长期坚持，以自然之道，养自然之身。

中医比西医差吗

长期以来，都有一种很偏激的呼声，说是要废止中医，声称中医是伪科学。但是随着时代的进步，以及西医各种副作用的凸显，人们越来越认识到中医存在的价值。中医存在了几千年之久，其理论体系博大精深，也绝对不是几句“伪科学”就能够抹去的。

• 中医不一定慢

不管是中医治病，还是西医治病，都有各自的指导思想，有自己的理论体系；在实际治疗过程中，都有疗效。西医、中医的快与慢，是不能比的；如果一定要比，也应该将二者的标准拿出来，才能进行比较。

日常生活中，人们对中医治病和养生不太了解，或者有所误解。在这里，我就简单地说一说。

我们先谈一下快与慢的问题。在实际生活中，有许多人对中医和养生的认识，存在着一些误区和错误的理解。比如说，我们经常能听到这样的话：中医慢，西医快。在这里，我想来更正一下。首先，这种认识是概念上的错误。什么是快？什么是慢？这得看针对的是什么病。比如说一个肿瘤患者，病已经形成了，甚至各个医院都看过了，然后来看中医。那么，中医就凭简单的两副药，也无法把病给马上看好。但是如果说是简单的发烧，今天烧到 39 度，明天烧到 40 度，来看病的话，一副药就可以退烧。

因此说，不管是中医治病，还是西医治病，都有各自的指导思想，有自己的理论体系；在实际治疗过程中，都有疗效。那么，现代医学的根据是什么呢？它找到你局部上的病灶，然后采取治疗方法。这样，你才能达到治愈的目的。但是，它的前提是能够找到病灶。中医则不是这样，它是通过你疾病表现在外的现象，从宏观上对你的整体进行调理，使你身体的功能恢复到平衡的状态，也能够达到治愈的效果。因此，西医、中医的快与慢，是不能比的。关于中医慢、西医快的这种概念，我认为也是错误的。

就拿非典这种温热性疾病来说吧。我们中国与传染性疾病打了几千年的交道。早在几千年前，我们就认识到天地之间有一种力量。古时候，没有放大镜、显微镜，不可能用这些去找什么病毒。但是，我们张仲景先生早就写了《伤寒论》这部巨著。在这本书的序里，

有的病人求诊中医的时候会故意隐瞒病情，以为通过切脉就能够考验医生的能力。其实中医四诊“望闻问切”缺一不可，医生了解不到详细的情况是无法判断具体病情的。

他说过，他们家的族人200多人，在不到十年的时间里，死了2/3。可见，那就是一种十分严重的传染病。

现在离汉代已经多少年了，在传染病方面，中医还是有很大的优势的。这个优势就在于：未病先防，已病治疗。

- **“望闻问切”缺一不可**

在临床中，我们也往往能看到这样的现象：病人为了来考考中医的水平如何，他把手伸过来，说您给我号脉吧！之后大夫问他贵姓，做什么工作，他闭着眼不说话。问他哪里不舒服，他说：“我知道哪里不舒服还来找你干吗？”他所表现出来的态度，完全是不配合的。在他以为，号脉就可以号出病来。

没错，在中医四诊“望闻问切”中，号脉是最后一种。临床经验非常丰富的老中医，也许能够通过脉象观察出人身体的某些现象。但是，中医看病，一定是四诊一起参考的。

患者进来，首先要看面相。通过患者的气色、神态、走路的姿态，大概能分析出患者的身体是实还是虚，是热还是寒，这是望。

那么闻呢？第一是听你说话的声音，看底气是否足；还有一个，就是高热的患者身体出汗会发出一种气味，通过闻味可判断病情。

问就是特别重要的，因为医生要了解患者，才能作出更准确的判断。要了解患者的日常生活起居习惯，因为疾病的产生，也许就是你不良的生活饮食习惯导致的。如果患者不说，医生不能知道，只能大概看出来。患者是体力劳动者，还是脑力劳动者，医生只能看出个大概。至于说患者是否熬夜，最近遇到什么事，甚至是家族是否有遗传病史，都是医生要问的。

所以，我认为，望闻问切缺一不可。那么，患者在找中医来调理的时候，千万不能抱着要考中医的水平的心理来看病。这种作法，实际上是对患者不利的。

无论是看病也好，保健养生也罢，现代中医看病是一个个性化的服务；而病是有共性的。那么，患者就应该把自己所有的情况告诉这个医生，这样，医生才能根据患者个人的情况，制定出更加符合患者自身的解决方案。患者对医生隐瞒是毫无意义的。

- **中医养生就像“轰狗”**

中医养生，就像轰狗一样。病毒侵入人体，不是靠药物去杀死它。我们把病毒当成体内的一只狗，将狗轰出去，而非把狗打死。在中医里面，就是解表，让汗毛孔打开，使人能够出汗。对于表症，是这样做的。而对于有的症状，比如得病时间比较久，那么我们就要让这些病毒通过小便排出去。

时代的不同，会影响人们的养生保健。那么，地域的差异是否也能产生影响呢？

中医学博大精深，已经发展几千年了。我们中医给患者看病，不应墨守成规按照古人开的方子来给现代的患者治病。时代在变，气候在变，人的禀性体质也在变，所以，用药也要变。这就像清朝名医徐大椿写的文章《用药如用兵论》所说的道理一样。

我们不要照搬古人的东西。天人合一是中国传统文化的精髓，中医也讲究天人合一。但是，天人合一是一种思想。它告诉你的是一个原则，而非把古人的东西拿到今天来生搬硬套。

比如十二经养生吧，我们从古到今说了几千年了，有谁修正过阴历？我们的气候在变，时代在变，天体也在变。这些都与现代有差别。我们国家幅员辽阔，山东与新疆的位置能一样吗？都说子午觉很重要，我也承认，它确实对养生有很大的好处。但是，时间准

几千年来，中医也是在不断发展变化的。因此我们中医也不是对古人的东西生搬硬套，都要结合当前情况综合考虑。

则呢？子时是什么时候呢？我们中国的文化，应该是以中原为主的，那么到了新疆就可能变了。

况且，人与人也不一样。比如十二经的经络走向，我认为，医生掌握这个规律是用来寻找给患者治病的最佳时间的。每个人的情绪、环境、修养都不一样。如果一个人体内的气血流得很好，突然和人打架了，那么气血的运行肯定会加速。因此，我认为，每个人十二经的走向是活的，还要因人而异。

我们要借鉴古人的东西，汲取它好的原则，但决不能生搬硬套。在这样一个发展的时代，医生也好，药也好，都在发展。中草药到现在，许多都很难分辨了。比如有篇文章叫做《捕蛇者说》，说湖南永州市有一种蛇，黑质而白章，就是白花蛇，身体是黑白两道。这个蛇很贵，一条蛇要卖两百块钱左右，治疗中风很有效果。所以一些不法药商，就去地里找类似大小的蛇，用油漆在蛇身上画黑白两道，你也分辨不出来它的真假。更是有一些医生，他给你开了白花蛇，也不告诉你正确的用法。到时候你去煎药，把所有的药放在一起去煎，之后，倒出来的时候，你都分辨不出来哪个是白花蛇。所以，我给大家一个建议，这种药，一定要单煎，不要与草药一起

患者用药时一定要注意药材的真假，煎煮药材也要防止杂物进入，否则可能造成严重后果。

煎。把蛇拿出来，放在小锅里煎完之后，如果那个水是很清亮的，那就是真的；如果水是浑浊的，就是假的。经济上的损失姑且不说，我觉得最重要的是耽误了你的病。

在现实生活中，这种事是非常多的。还有一种现象，一般是发生在农村的。很多年以前，我们就遇到过这种事。有一次，一个老大夫给一个患者开了几副药，然后那个患者回家就去煎，煎完之后吃了，第二天就死了。于是双方就开始打官司。医生的方子是很合理的，没有毒药。后来就调查，在调查中发现，因为患者是在农村的，家里条件不是很好，房子的墙上面有毒虫。在他煎药的时候，火一熏，毒虫正好掉在药锅里，起了反应，人吃了之后就死了。当然，这种现象在城市里是很少见的，但是在农村也不是绝对就没有的。

四气五味养生

四气指的是寒热温凉，五味讲的是酸苦甘辛咸。四气平衡人体阴阳，五味入五脏。中国居民的饮食，如果融入四气五味理论，将更为完善。

● 四气五味，阴阳平衡

传统意义上的四气五味，融入到现代人的膳食结构中，又将产生什么样的神奇效果呢？

卫生部公布了中国居民的膳食结构标准，按照这个标准来指导人们的健康，我觉得应该是很好的。但是，我觉得它还不是很完善，因为它完全是按照现代饮食的观念来编的。比如你每天饮入多少碳酸混合物、多少淀粉、多少脂肪。它是以数据来说话的。但是，中国人讲的是四气五味。什么叫四气五味？四气指的是寒热温凉，五味讲的是酸苦甘辛咸。

五味入五脏，寒热温凉是来平衡你人体阴阳的。我认为，中国居民的膳食结构，应该在现代的基础上，融入中药的四气五味理论，

“水至清则无鱼”这句话出自《礼记》，它的下一句是“人至察则无徒”，用来比喻人对别人不要太过严苛，要求不要太高，否则就很难有人愿意与你交往。

就会更加完善。因此，我也希望大家能够在这种膳食结构的指导下，读一些关于四气五味的东西，将二者有效地结合起来。这样，对指导我们合理饮食，帮助我们保持身体健康，是有很大帮助的。

• 纯净水不等于“健康水”

我们每天都要喝水，许多人对水非常在意，从早到晚喝纯净水。但是，我们有句老话：水至清则无鱼。我们毕竟不是生活在真空中的，如果你从早到晚就是喝纯净水，我认为，对人体的健康也没什么好处。

前几年，有个厂子推销东西。东西倒是不错，但是，却在做广告的时候蒙人。这个厂子宣传说，他们搞的食品，用水是用含有对人体有益菌的水；而且，其中不含无益菌，只含有益菌。

你想啊，适合有益菌生存的环境，它是不是也应该同样适合无益菌生存？既然有这个环境，那么，不管是有益菌，还是无益菌，都有可能滋生。但老百姓就不知道啦，老百姓说，哎呀这里边的有益菌，对我的消化有好处，对益智有好处。于是，大家蜂拥而上，花了好多钱买这些食品。

但是，我们很多食品都是有消毒工艺的。在这里，我告诉大家，那些食品都是采取的什么样的消毒方法。我知道北京有两处食品消毒的地方，一个就是北京大学医学部，叫北医三院。那个院子里边有一口竖井，是用放射性元素硲来对食品进行消毒。那个井下边我去过，是旋转着往下的，很深。它的下面是仓库，食品放在仓库里。这个仓库里边还有一口井，里面很深地埋着一种液体。人把这些食品放好，之后将几道铅门关上，然后摁电钮。那个硲就从深井下边往上走。后来，我就问他们那的工作人员："如果人没上来会怎么样呢?"他说："如果人没上来，只要这个东西一上来，这个人在百分之一秒内就会被杀掉。"这样大的杀伤力，食品中的什么有益菌、无益菌，都被杀了。大家不要担心，食品通过这种处理，只是消毒，没有放射性物质残留。

• "仙人承露盘"，露水养生

所以，人要一分为二地看问题。我小的时候就喝井水，喝自来水。有人说，古代黄帝喝的水挺好，叫天露。什么是天露？其实现在谁都能喝到。比如在北京的北海公园有一个仙女雕像，她手上托着一个铜盘。这个铜盘，就叫仙人承露盘。每天有冷热差异，早上

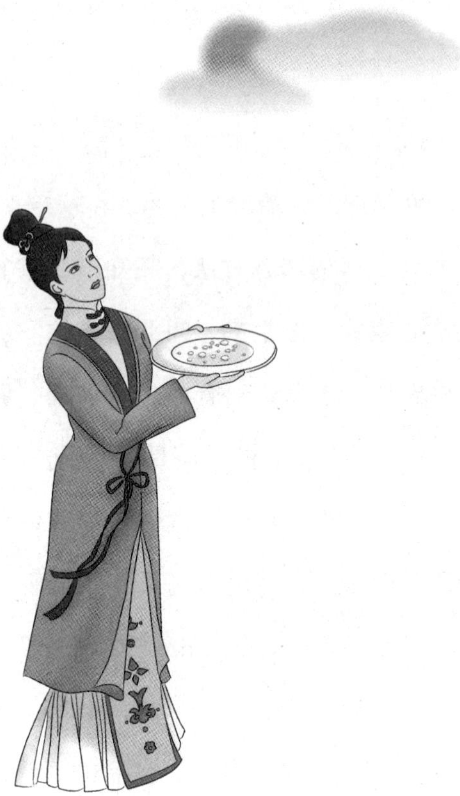

在中医传统里，露水一直是养生良品。早在汉代，汉武帝就专门设了承露盘收集露水，将玉磨成粉后和在一起饮用，以求长生。以后历朝历代都有人这样做。

的时候，上面就会结一层露水；露水结得多的时候，就会往下滴。下面有专门收集露水的容器。

露水是很好的。我还见过一个人，每天，尤其是秋天的时候，就去采集露水。他怎么采集呢？北京有个紫竹院公园，那里面有好多荷叶。以前，我每天打拳，有时候就去紫竹院公园，看到这个老先生拿个杆。刚开始，我还以为他是在钓鱼。其实，他没有钓鱼，在那采集露水呢。他在杆上面拴一个棉球，在荷叶上沾露水，沾完了就拿过来。他还带个小瓶子，带着手套，沾点儿挤点儿。等到太阳出来，露水也没了，他也挤了两瓶。他每天就喝这个水。

我觉得这个东西很好，但是否卫生呢？最好还是去卫生检疫部门看看。纯天然的露水就是这样来的。因此，有些传统的方法，也是完全可以实用的。

气血经络养生

在生活起居方面，应掌握气血运行的规律，以便调理自己的身体。养成良好的作息习惯，劳逸结合，把握各个节律，顺应自然就能达到更和谐的状态。

• 气血是会到处跑的

我还要讲一些关于生活起居的养生问题。在日常生活中，我们都应该注意哪些方面？十二时辰跟我们人体经络，有着怎样密切的联系呢？掌握了它们之间的规律，对我们又有哪些好处呢？

我身边的许多朋友都问过我，说这十二时辰是怎么回事？十二时辰，就是每两个小时为一个时辰。一天二十四个小时，就是十二个时辰。

后来，还有朋友问我，十二时辰与经络有什么关系？就是每个时辰，气血应该是流到哪个经。我记得，我小时候背过一首歌诀，就是用来描述十二经络的。这个歌诀是：

子时指晚上23点到1点，午时是上午11点到下午1点，这两个时辰是昼夜阴阳转换的节点，所以子午觉都很重要。

肺寅大卯胃辰宫；

脾巳心午小未中；

申胱酉肾心包戌；

亥焦子胆丑肝通。

只要背下来这首歌诀，我们就能明白一天的24小时中，人体气血是从哪里开始，流通到哪里。事实上，它就是我们人体的实景。

掌握这十二时辰的气血运行规律有什么好处呢？我认为，主要在两个方面有作用。第一，对于一些练功的人，他掌握了这个规律之后，就能以此打通人体的大小周天，对于我们普通人，不要轻易去练，我只是说一下这个道理；第二，就是主要用于中医。在给人家治病的时候，我们能找到一个最佳的治疗时间。

人们都说子午觉好，其实子午觉是与时辰有一定关系的。但是，子午觉为什么重要，我要说一下。子午觉实际上就是子时和午时，也就是昼夜转换的一个时节，按照周易来讲，我们叫做阴阳升和阴阴升，它是阴阳转换的一个临界点，我们不能跟它抗衡。在这两个时候我们最好休养生息。

事实上，我们每个人经络走向的时辰是不一样的，一个人受外界环境的影响，在子时也许气血走到了胆经，但是，如果是其他人，未必走到了胆经。所以，完全按照诗歌，来强制地往自己身上加，是不对的，我们还应该客观地来看问题。

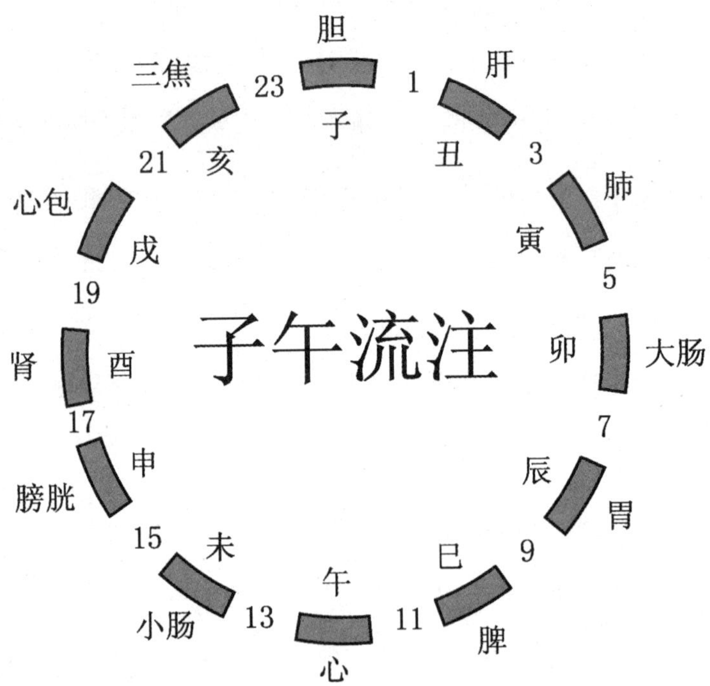

• **月亮对人体都有影响**

所谓起居有常，就是要按照规律来安排日常起居。划分下来，有运程节律、年节律、月节律，还有日节律和时节律。每一个节律都有它相应的经络对应。

起居有常出于《黄帝内经》，原话是："起居有常，不妄作劳。"起居有常的"常"是什么呢？按照我个人的理解，就是规律。这个要归为运程节律，此外还有每年的年节律、月节律、日节律和时节律。在中医里，我们叫子午流注；时节里，它叫子丑寅卯。

那么运程节律是什么意思呢？就是我们每个人在出生的那一瞬间所禀赋的天地之气，以及父母的精血，决定了这个人的体质。

受父母精血的影响，可能对你产生遗传，有这样一种密码；受天地之气，则有天地之气对你的影响，产生一种密码。比如说，为什么南方人就比较娇小，北方人就比较高大，这就是天地之间因地域的不同，你所感受的天地之气也不同。为什么有的人生来就高大，有的人生来就矮小，这些东西，我们管它叫"神机"。《黄帝内经》里面也有"神机"这两个字。它是这样说的："出入废，则神机化灭；升降息，则气立孤危。"神机指的是宇宙之间的造物的命。"气立"是什么呢？"气立"就是人体的这个命。既然人是以天地阴阳之气生，四时之法成，所以我们就要遵循天地的这种规律。如果你违

养生要顺应自然规律，春夏之季我们要顺应天地生发之气，秋冬则要顺应收藏之气，不能强行压抑。

背这种自然规律，你就会生病。因为你身体内的密码与自然的密码不相符了，它就会出问题。这是生命运程节律的一个概念。

年节律是什么意思呢？很简单，年节律就是一年当中春夏秋冬四季交替变化，这就是一年的节律。那么，作为我们人体与年节律相对应的，就是生长收藏。万物生长收藏与春夏秋冬相对应。

人的生命也是如此。古人在《黄帝内经·四气调神大论》中，非常明确地阐明了春天应该怎样养生，夏天应该怎样去做，秋天应该怎样去做，冬天应该怎样去做。总结出四个字：生长收藏。也就是说，在春天是主生的，那么，养生的原则也是以生为主。夏天是主长的，那么，养生的原则也是以长为主。秋天是主收的，养生的原则也是这个。冬天是主丰藏的，那么我们人的养生原则同样如此。

因此，总结出来两句话，叫做：春夏养阳，秋冬养阴。养阳和养阴是什么概念？养阳不是养阳气，养阴也不是养阴气。养阳是顺应阳气，也就是说顺应生和长的这种属性。你不能压抑它。比如说春天是生发的季节，你要种个种子，它发芽了，你不给它浇水，不让它生长，肯定不行。所以，养阳实际上是顺阳。养阴也是这样。秋天是收获的季节，如果秋天你不去收，到了冬天就没有储藏的东西。那么，到了第二年的春天，你拿什么去播种？这是年节律的概念。

月节律是什么意思呢？月节律主要是以月亮的盈亏，以月相的弦晦朔望来反映我们人体与之相对应的现象。宋代的大词人苏东坡，在他的《水调歌头》里面写了“月有阴晴圆缺，人有悲欢离合”这样的诗句，其实也是反应了月相与人体生命周期之间紧密的关系。当月亮非常圆满的时候，因为月属阴，那么人体的精血就比较充实；当月亮亏损时，人体的精血也相应地亏损。

我记得大约是在去年，我看了一部电视连续剧，叫做《武则天》。在这部电视剧里，描述了这样一个现象。有一伙武则天的对立派，想置武则天于死地。所以，他们想出了一个谋杀的方法。虽然这个方法是虚构的，但是它反应了这种文化。那些人知道月亮与海水之间的潮汐变化，挖一个洞，一直挖到武则天要举行一个大典的一个房子底下。他们算好了，这天月亮会引起潮汐的变化，将海水倒灌在这个地洞里边。而到了那天，海水将从武则天要出席大典的房子下面，将武则天冲上天，把她摔死。后来，这个计谋被武则天下面一个大臣狄仁杰给识破了。他看出来之后，也没有跟武则天说清楚。那天，他没有让武则天出席那个大典，而是将武则天带到了一个更高的地方，让她来看这一幕壮观的景象。

虽然说这是一个虚构的故事，但是可以看出，月亮对地球是有影响的。那么，月亮同样对于我们人体也是有影响的。这里主要是说月亮节律的概念。

但是，月节律的概念与女性的经期，其实是密切相关的。“月经”这两个字，实际上是来源于月亮的阴晴圆缺变化。它的周期被引申到中医中，单指女性的经血。

由此可见中医的养生学，是来源于这种传统文化当中的，它对自然属性、现象的各个方面进行了总结。在某种意义上讲，也代表了中国文化的精髓。

除了月节律，还有日节律。日节律是什么意思呢？实际上就是昼夜的变化。昼夜变化就很简单了。白天为阳，夜晚为阴。我们白天要工作，晚上就要回家睡，来完成养阴的过程，也就是养你的精血。

中医其实也是把一天分成了春夏秋冬，这就是所谓阳中有阴，阴中有阳这种概念。刚才，我们在谈到年节律的时候，谈到春夏秋

冬至和夏至是天地阴阳转换的临界点，阴阳升降之时对人体影响尤为巨大。

冬。我要重点说明的是，一年春夏秋冬这种交替变化，实际上还有二十四节气。二十四节气又有什么呢，我认为，养生的时候，我们要记住的是：两分两至。

什么叫两分两至呢？就是春分和秋分，冬至和夏至。为什么在这四个季节要很重视呢？因为冬至和夏至是阴阳转换的一个临界点。比如冬至，这个在日常生活中，或者说是在一些患者身上，表现得非常明显。

比如说一个风湿性关节炎患者，天气有变化他就会腿疼。这说明自然界的气候变化对人体是有影响的。但是为什么我们感觉不到？因为我们都是健康人。

我与父亲在临床中，父亲有时候对一些重症患者说："如果你能过得了今年的冬至，也许我能保你一年。"但是，有的危症患者到了冬至那天就过不去了，这是真实存在的。

什么是冬至呢？冬至实际上就是太阳直射北回归线的那天。按照周易来讲，实际上就是阴阳升。那天，太阳要向南移，它是阴到了极点。阴到了极点，物极必反，所以才有阴阳升。

无论是在养生方面，还是社会文化，都是同构同序的关系。只

“午时三刻”就是现在的11:45，这是阳气最盛的时候。选在这个时候对重犯开刀问斩，主要是为了使他“阴气消散，连鬼都没得做”。以示严惩。

要我们在生活中仔细地观察，就可以看到这方面的规律。以前为什么说午时三刻已到，这也是源于中国这种传统文化，源于这种节律。

• 经络气血十二时辰走向详解

关于时节律，刚才我已经讲了，实际上就是一首诗。在这里，我为大家也作了一个详细的说明，大家可以看一下，了解经络气血十二时辰的走向。

足少阳胆经 子时（23点至1点）——胆经旺。子时睡得足，黑眼圈不露。

中医理论认为；“肝之余气，泄于明胆，聚而成精。”人在子时前入眠，胆才能完成代谢。“胆汁有多清，脑就有多清。”子时前入睡的人，早晨醒后头脑清晰、气色红润，没有黑眼圈。反之，常于子时内不能入睡者，则气色青白，眼眶昏黑。同时因胆汁排毒代谢不良，更容易生成结晶、结石。

足厥阴肝经 丑时（1点至3点）——肝经旺。丑时不睡晚，脸上不长斑。

中医理论认为：“肝藏血”、“人卧则血归于肝”。如果丑时不能入睡，肝脏还在输出能量支持人的思维和行动，就无法完成新陈代谢。所以丑时前未能入睡者，面色青灰，精神萎靡、烦躁易怒，容易生肝病，脸色晦暗长斑。

手太阴肺经 寅时（3点至5点）——肺经旺。寅时睡得熟，色红精气足。

“肺朝百脉。”肝在丑时把血液推陈出新之后，将新鲜血液提供给肺，通过肺送往全身。所以，人在清晨面色红润，精力充沛。寅时，有肺病者反应最为强烈，如剧烈咳嗽或是哮喘。

手阳明大肠经 卯时（5点到7点）——大肠经旺。卯时大肠蠕，排毒渣滓出。

“肺与大肠相表里。”肺将充足的新鲜血液布满全身，紧接着促进大肠进入兴奋状态，完成吸收食物中的水分和营养、排出渣滓的过程。清晨起床后最好排大便。

足阳明胃经 辰时（7点到9点）——胃经旺。辰时吃早餐，营养身体安。

人在此时段吃早餐最容易消化，吸收也最好。早餐可安排温和

现在很多上班族，因为工作繁忙无法保证午睡，这里有一个道家养生方法：用上舌抵住上颚，闭上眼，眼观鼻、鼻观心，尽量让自己精神内敛，呼吸平缓绵长。这样对恢复自身精气很有帮助，也不要很长，几分钟就可以。

养胃的食品如稀粥、麦片、包点等。过于燥热的食品容易引起胃火过盛，出现嘴唇干裂、唇疮等问题。不吃早餐更容易引起多种疾病。

足太阴脾经 已时（9 点至 11 点）——脾经旺。已时脾经旺，造血身体壮。

“脾主运化，脾统血。”脾是消化、吸收、排泄的总调度，又是人体血液的统领。“脾开窍于口，其华在唇。”脾的功能好，消化吸收好，血液质量好，所以嘴唇是红润的。唇白标志血气不足，唇暗、唇紫标志寒入脾经。

手少阴心经 午时（11 点至 13 点）——心经旺。午时一小憩，安神养精气。

“心主神明，开窍于舌，其华在面。”心气推动血液运行，养神、养气、养筋。人在午时能睡片刻，对于养心大有好处，使下午至晚上精力充沛。

手太阳小肠经 未时（13 点到 15 点）——小肠经旺。未时分清浊，饮水能降火。

小肠分清浊，把水液归于膀胱，糟粕送入大肠，精华上输于脾。

中医里的“膀胱咳”并不是说膀胱真的会咳嗽，而是因为膀胱功能失调而导致的尿频、尿急，稍不注意还会尿失禁，严重的每当咳嗽就会小便失禁。

小肠经在未时对人一天的营养进行调整。如小肠有热，人会干咳、排屁。此时多喝水、喝茶有利小肠排素降火。

足太阳膀胱经 申时（15 点至 17 点）——膀胱经旺。申时津液足，养阴身体舒。

膀胱贮藏水液和津液，水液排出体外，津液循环在体内。若膀胱有热可能导致膀胱咳，也就是咳嗽时候会伴随小便失禁。申时人体温较热，阴虚的人最为突出。此时适当的活动有助于体内津液循环，喝滋阴泻火的茶水对阴虚的人最有效。

足少阴肾经 酉时（17 点至 19 点）——肾经旺。酉时肾藏精，纳华元气清。

“肾藏生殖之精和五脏六腑之精。肾为先天之根。”人体经过申时泻火排毒，肾在酉时进入贮藏精华的阶段。此时不适宜太强的运动量，也不适宜大量喝水。

手厥阴心包经 戌时（19 点至 21 点）——心包经旺。戌时护心脏，减压心舒畅。

“心包为心之外膜，附有脉络，气血通行之道。邪不能容，容之心伤。”心包是心的保护组织，又是气血通道。心包经戌时最兴旺，可清除心脏周围外邪，使心脏处于完好状态。此时一定要保持心情舒畅：看书、听音乐、或做SPA、跳舞、打太极……放松心情，释放压力。

手少阳三焦经 亥时（21点到23点）——三焦经旺。亥时百脉通，养身养娇容。

三焦是六腑中最大的腑，具有主持诸气、疏通水道的作用。亥时，三焦能通百脉。人如果在亥时睡眠，百脉可得到最好的休养生息，对身体对美容十分有益。百岁老人有个共同特点，即在亥时睡觉。现代人如不想此时睡觉，可听音乐、看书、看电视、练瑜伽，但最好不要超过亥时睡觉。

起始	所属经络	具体位置	所宜事项
23～1点	足少阳胆经	出丘墟穴，腧足临泣	子时睡得足，黑眼圈不露
1～3点	足厥阴肝经	出太冲穴	丑时不睡晚，脸上不长斑
3～5点	手太阴肺经	出太渊穴	寅时睡得熟，色红精气足
5～7点	手阳明大肠经	出合谷穴，腧在三间	卯时大肠蠕，排毒渣滓出
7～9点	足阳明胃经	出冲阳穴，腧在陷骨	辰时吃早餐，营养身体安
9～11点	足太阴脾经	出太白穴	巳时脾经旺，造血身体壮
11～13点	手少阴心经	出神门穴	午时一小憩，安神养精气
13～15点	手太阳小肠经	出腕骨穴，腧在后溪	未时分清浊，饮水能降火
15～17点	足太阳膀胱经	出京骨穴，腧在束骨	申时津液足，养阴身体舒

起始	所属经络	具体位置	所宜事项
17～19点	足少阴肾经	出太溪穴	酉时肾藏精，纳华元气清
19～21点	手厥阴心包经	出大陵穴	戌时护心脏，减压心舒畅
21～23点	手少阳三焦经	出阳池穴，腧在中渚	亥时百脉通，养身养娇容

如果大家能够掌握以上节律的运行规律，就能更好地去顺应自然，把握自然，对于你更了解自己的身体，掌握你起居的日常规律，达到更和谐的状态，应是有很大的帮助的。

附：十二时辰气血经络图(1)

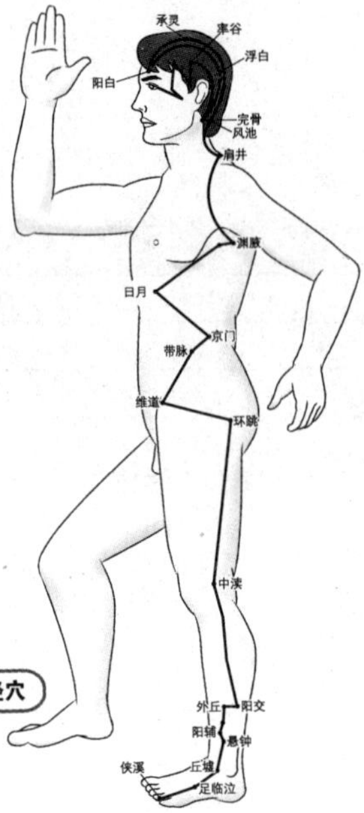

足少阳胆经穴

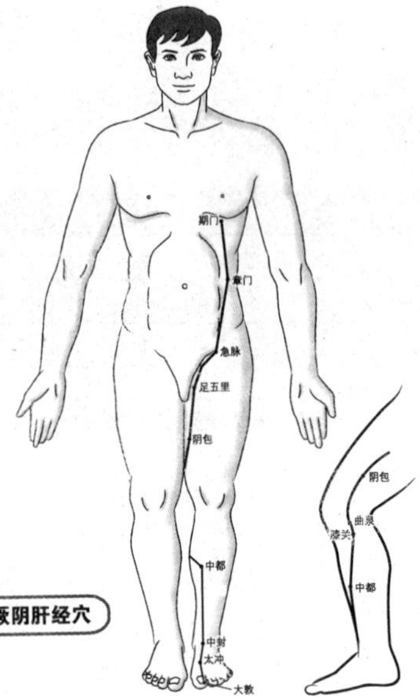

足厥阴肝经穴

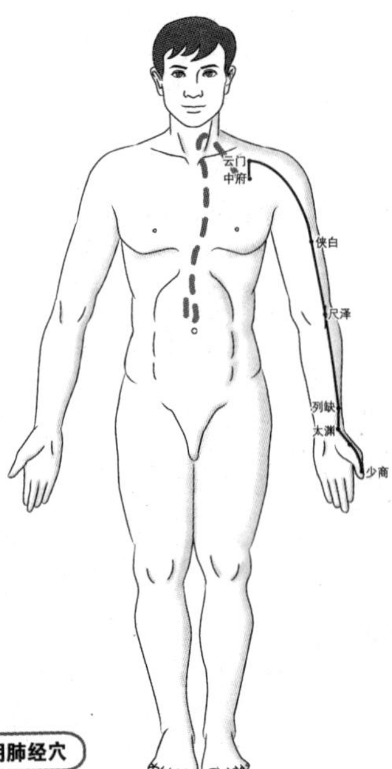

手太阴肺经穴

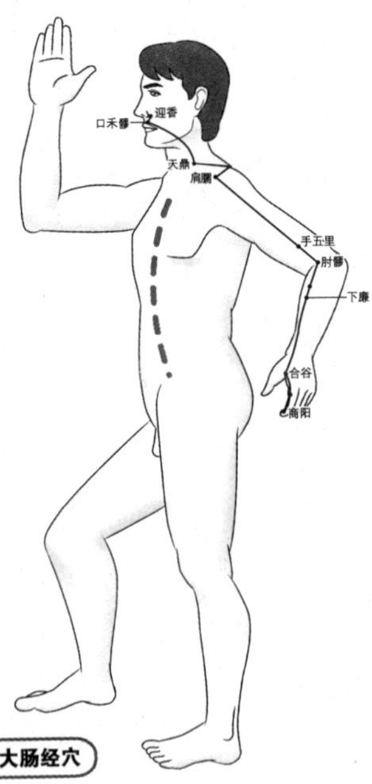

手阳明大肠经穴

附：十二时辰气血经络图(2)

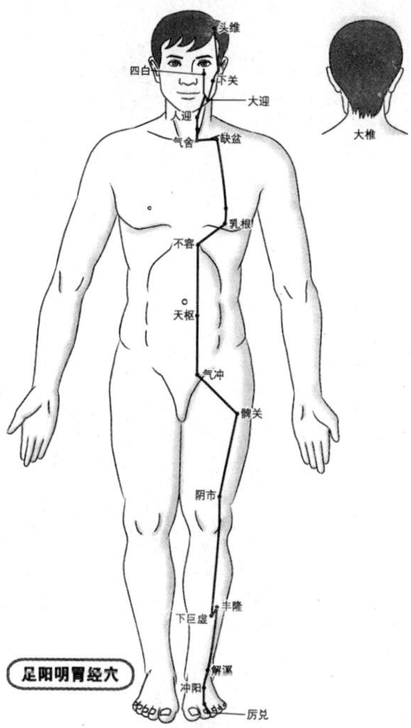

足阳明胃经穴

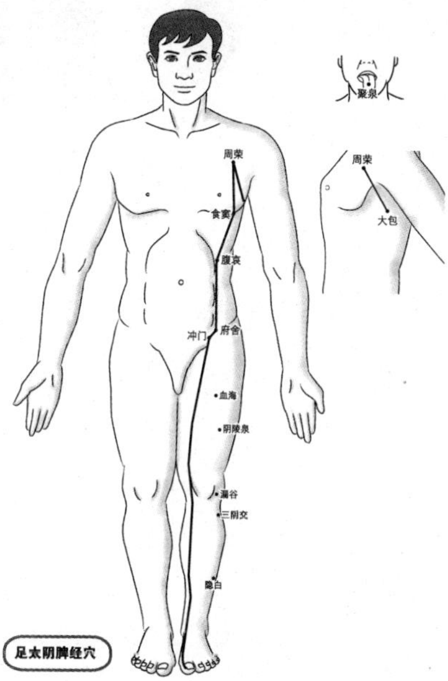

足太阴脾经穴

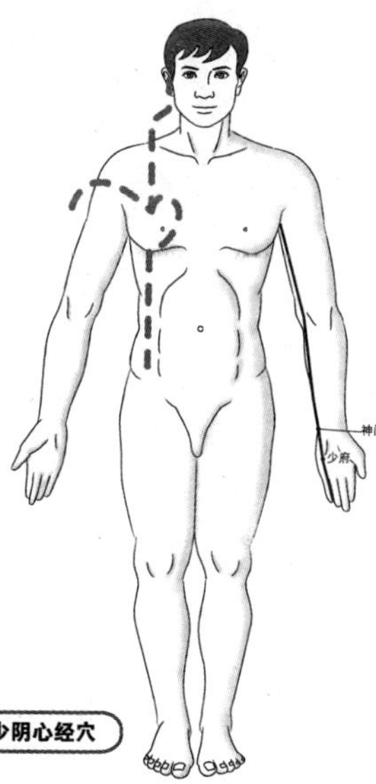

手少阴心经穴

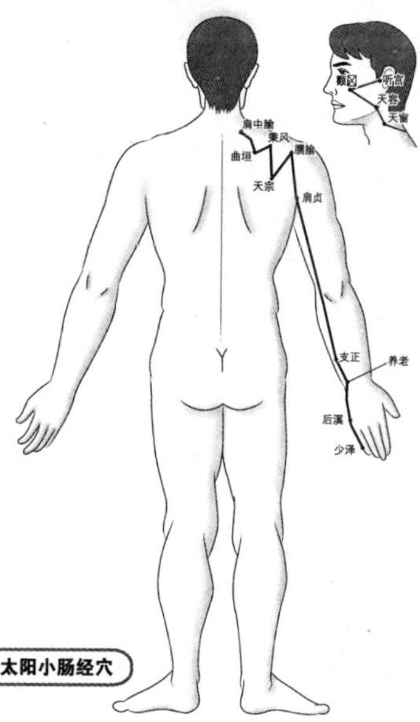

手太阳小肠经穴

附：十二时辰气血经络图(3)

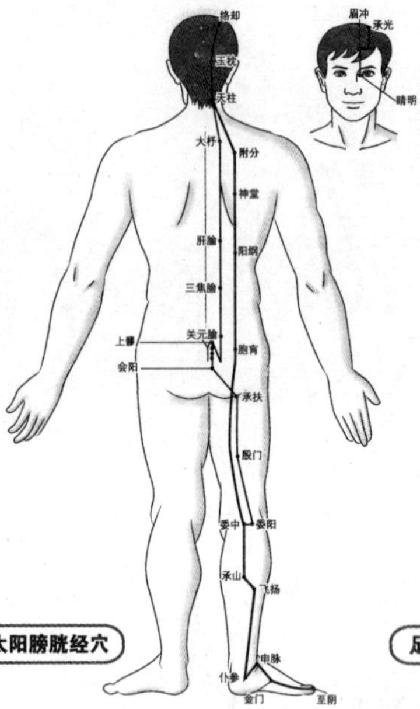

足太阳膀胱经穴

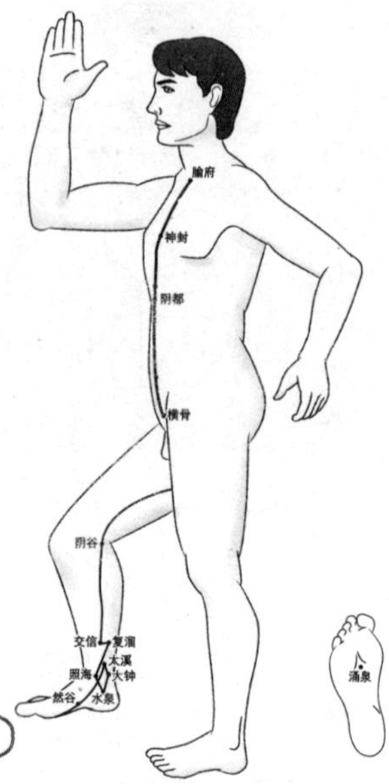

足少阴肾经

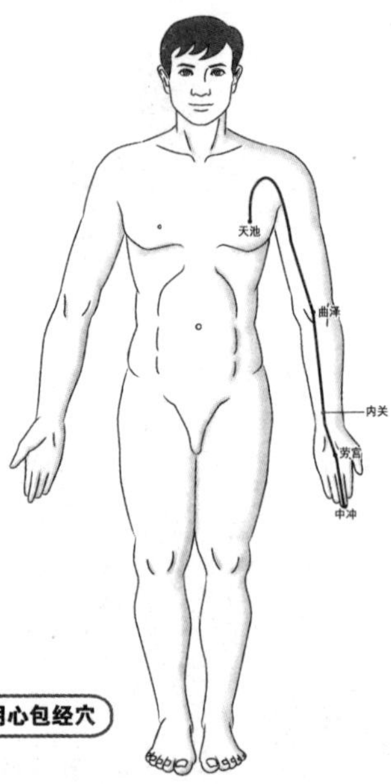

手厥阴心包经穴

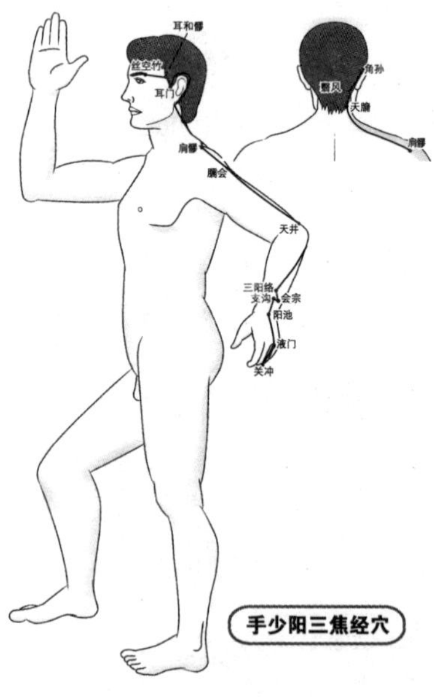

手少阳三焦经穴

以自然之道养自然之身

养生应该是不偏不倚的，贵在持之以恒。应该以自然之道养自然之身。中华养生学，是集各种防病治病方法于一体的；同时，还融合了中国传统文化、儒释道的这些精髓。我们要把这些思想融合到自己的修身修德之中。

关于养生，我还有一个方法，只要你能坚持，那么不管是躺着、站着，还是坐着，都能养生。这个方法很简单，就是按摩腹部。你把你的左手放上面，右手放下面，手心冲里，以顺时针的方向旋转36圈，然后再沿着逆时针的方向旋转36圈。需要说明的是，顺时针的旋转是由点到面的，就是圈由小到大。这个大，是你想象中的，你的意识里认为它是在渐渐变大。逆时针的按摩，是由大到小，最后还原为一个点。不管你是坐着、站着，甚至是晚上临睡的时候，都可以这样做。至于所做的时间，大约有三五分钟就好。这个方法，对治疗便秘，或者是腹胀，甚至是失眠都有一定的帮助。所以，只要你能坚持，那么，就能达到一个非常好的效果。

李白曾经写过一篇文章，叫做《大鹏赋》。里面有一句话："参

人的呼吸并不只是靠口鼻，其实人的关节皮肤、四肢百骸都无时无刻在呼吸。

玄根以比寿，饮元气以充肠。”这句话是什么意思呢？比如说，一棵街边的大树，树是有根的，根在泥土里，只要你给它足够的养分，它的枝叶就会非常茂盛。而人则恰恰相反，人的根是在头顶。“参玄根以比寿”，这里面的“玄根”指的就是这个根。他是用树来比喻人。“饮元气以充肠”，就是吐故纳新，把天地之间的新气纳入肺腑，将浊气排出体外。通过什么排放呢？就是你身体中的汗毛孔。

事实上，人不光是靠口鼻呼吸的，汗毛也会呼吸，甚至人体的360多个关节都能呼吸。呼吸也是三元的，人的五脏分为形之五脏、气之五脏、神之五脏，人的呼吸也是如此。如果能够做到吐故纳新，那么，气血自然下沉。

通常情况下，老年人在坐着的时候比躺着更容易入睡，这是怎么一回事呢？

我们上面讲过，我们的头是根。人老先老腿，因为气血不往下走了，都浮在上面了。四肢就如树的分枝，气血不下行，虚浮于上，就形成了上实下虚的格局。所以，老年人在坐着的时候，能够睡得着，因为他坐着的时候，气血还在往下沉；而当他平躺在床上的时候，气血下不去。所以，许多老年人在床上辗转难眠，就是因为这

> 静坐并不是说非得像和尚那样打座入定，只要站着，把气血有意识往下引就可以。

个原因。人老而肝肾阴虚，导致火炎向上，上实下虚。所以，我们要做到气血下沉，最好的办法就是经常在椅子上静坐。在椅子上干吗呢？可以淋浴。这样的话，气血就会下沉，可以减少疾病的发生，而且你的腿脚也会有力。古人说静坐是良药，真是不假，其实最重要的还是要坚持。

但是，我们静坐，也要避免走入误区。如果说真的要像老和尚打坐一样，谁都做不到。所以，我们只要在那儿坐着，比如坐着看看电视，或者和别人聊天啊，都可以。只要常常想着你的气血是在往下引，就可以了。我和朋友聊天的时候，站在那里，就边站边做企鹅晃，晃啊晃啊注意力就跑到脚底下去了。

我还可以教大家一个很简单的方法，就是你全身放松地站着，两脚几乎与肩同宽。但是需要动用你的意识，想象你的胸口有一扇门。这扇门随着你的呼吸，一开一合。开的时候，两个门夹着的小石子，就掉到你的丹田去了。当然你也不用想丹田在哪儿，只要想是在腹部就好了，腹部就是一个海。那么，掉进去会出现什么现象呢？你可以想一想，如果石子掉入大海，会出现涟漪。涟漪一圈一圈地向外辐射，就在你腰部的周围形成一个圆的向外荡漾的保护膜。

打太极拳，主要是心境、意识要放得远大，左手到苏联，右手可以到美国。

我认为，如果人经常这样想，有助于气血下沉。至于这个保护膜，从某个意义上来讲，也是有的。太极拳里面有腰气圈、肩气圈、胯气圈，这些都是对我们的身体有保护作用的东西。

太极拳吸收了中国传统阴阳文化的精要，推崇人与自然的平衡，以达到天人合一的最高境界。下面，我向大家介绍一些简单的太极拳动作。

太极拳是一项传统的体育运动。在这里，我向大家介绍一下我的经验。太极拳的练习，不需要置什么行头，对场地也没什么要求，只要在家里做做就行了。

太极拳的所有动作，在开始之前都有个起式，就是太极桩。它是这样的：两脚与肩同宽或略宽站立，全身放松，两个膝盖微曲，基本是这样的动作。下面的动作，主要是做开合。开合就是两个手起来，与胸基本相平，两个手心相对，做我们小时候玩皮筋的动作。这就叫开合。做开合的时候，主要是受精神意识的支配，就是你的心境、意识要放得很远、很大。左手到了前苏联，右手到了美国。合的时候，合到无穷小，在眼前形成一个点。开的时候，就有拉皮筋的感觉，合的时候像在压弹簧。你也可以意想自己是在水里做这个动作。想象你做的时候有阻力，在做的过程中，会感觉两个手发热、发麻、发胀，这都是很正常的。而且，两手之间可能会有气感，这是很舒服的。

从养生学上讲，人不止靠口鼻呼吸，汗毛孔甚至关节，也同时开合。事实上，开合也是中国传统文化中的阴阳概念。合为阴，开为阳。开合这种现象，在生活中的任何地方，都能看得到，只是我们在太极中把它体现出来罢了。而且，太极拳的所有动作，都是从开合中变化而来的。这个动作练习，也没什么窍门。大家在看电视的时候，做个十分钟或者二十分钟，都行。关键是要坚持。老人就可以在家做；像白领们，可以在上班间歇、中午吃完饭的时候、或是在工作累了的时候，都可以做做。

这样做，有利于人体与外界的能量交换。通过这种运动，能把人体的浊气排出体外。开合动作做得好的人，会感觉手和胳膊有一种张力，在开的时候感觉汗毛孔真是向外张；合的时候，将自然界的清新之气通过汗毛孔吸进来。

我个人认为，养生应该是不偏不倚的，应该以自然之道养自然之身。这不是说我是倾向儒家思想的，《黄帝内经》中既包含了道家

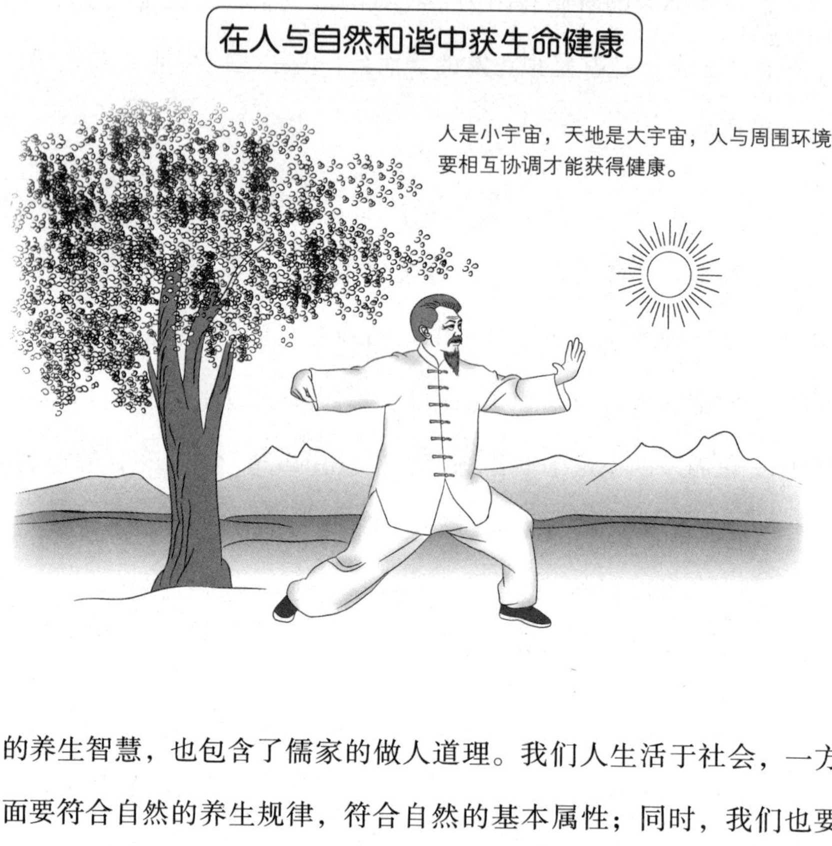

的养生智慧，也包含了儒家的做人道理。我们人生活于社会，一方面要符合自然的养生规律，符合自然的基本属性；同时，我们也要从文化的角度上去审视它。因为我们是生活在社会中的，人际关系处理不好，有不如意的地方，就会生气。因此，养生不能是一家之言。有人说养生还是道家好，有人说养生就是儒家好，还有人说其他的好。我认为，还是应该各取所长，选择适用于自己的方法，这就是最好的。百花齐放是应该的，但应落在实处。

所以，我给养生下了一个定义，我认为中华养生学是集各种防病治病方法于一体的。各个具体的、个别的方法并不是养生，不是说今天推背了就是养生了，明天足疗了就是养生了。养生是把这些方法集于一体，同时融合了中国传统文化、儒释道的这些精髓。我们要把这些思想，融合到自身的修身修德之中。

因此，人们常说“仁者寿”。一个宽宏大度的人，一个非常仁义的人，他的寿命也往往很长，这是很有道理的。中华的养生文化，从某个层面来说，这体现了中国文化的包容思想。

中央电视台《健康之路》主讲、著名中医樊正伦谈中医与养生

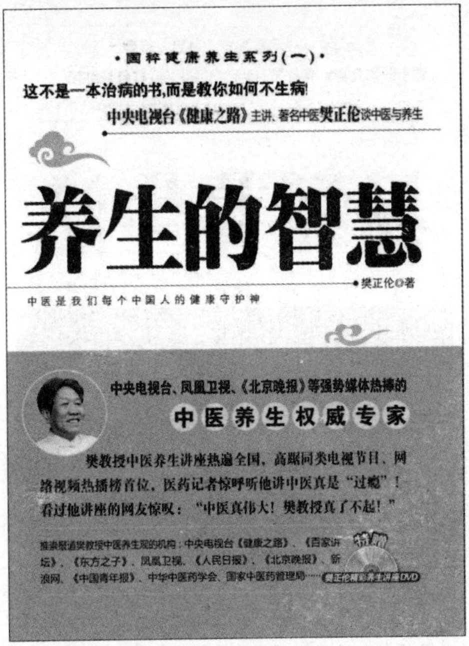

以本书内容为核心的讲座自2008年2月春节黄金周在中央电视台《健康之路》节目首播，引发超高的收视率，五一假期重播，成为该栏目少见的重播节目之一，7月樊正伦三度开讲！

《养生的智慧》以传统中医学的视角、通俗的语言，带领读者走进中医养生的大观园，这是让你受用无穷的养生宝库。

本书从一般人的常见健康问题入手，从老祖宗的养生智慧出发，从顺应四时、调节饮食、调节情志和慎对医药几个方面，进行精彩且平易近人的讲解，书中指出："人不能只相信医生，首先要相信自己的感觉，当自己感觉不舒服的时候，就应该及时第地调整"，"人生命的长短关键在自己，只有自己注意养生，节约地使用父母给你的生命之气，才能长寿"……

本书一改健康养生类图书的晦涩枯燥的风格，以一种朴实、平和的语言魅力征服读者，让读者在阅读中如中医大家亲临身边，手把手教你如何养生。

- **李嘉诚亲自邀请给自己诊病的著名中医大家**
- **中央电视台《健康之路》、《东方之子》、《百家讲坛》、凤凰卫视、《人民日报》、《北京晚报》等强势媒体推崇的中医养生权威专家，讲述简便易学的养生方法！**
- **师从胡希恕等名满中华的中医泰斗，拥有40余年临床经验，具有无与伦比的权威性**
- **来过王府井大街上"平心堂"门诊的有商业巨子、政府要员、明星大腕、驻华使节、外企驻京首席代表，而樊正伦就是"平心堂"中超高人气的专家之一，挂号的病人早已经排到了半年之后。**

图书在版编目（CIP）数据

养生看体质/《养生》栏目组编著.-北京：中国城市出版社,2009.11

ISBN 978-7-5074-2184-2

Ⅰ.养… Ⅱ.养… Ⅲ.养生（中医）—基本知识 Ⅳ.R212

中国版本图书馆CIP数据核字(2009)第191202号

策划	王立
责任编辑	王月芳 唐浒 张丽静 郑良苹 冯俊文
封面设计	安晓蓓
插图	张彤
责任技术编辑	张建军 杨冬梅
出版发行	中国城市出版社
地址	北京市海淀区太平路甲40号（邮编 100039）
网址	www.citypress.cn
电话	(010)63275378（营销策划中心）
传真	(010)63489791（营销策划中心）
总编室信箱	citypress@sina.com 电话：(010) 52732057
投稿信箱	world66@263.net（营销策划中心）
经销	新华书店
印刷	北京中印联印务有限公司
字数	150千字 印张17.5
开本	787x1092（毫米）1/16
版次	2009年11月第1版
印次	2009年11月第1次印刷
定价	29.80元